U0213914

国药励展　大健康产业系列新知丛书

智慧医院

技术创新和产业生态构建

翟运开　陈保站◎主编
蒋帅　陈持◎副主编

机械工业出版社
CHINA MACHINE PRESS

随着信息技术与医学的融合发展，智慧医院这一概念被提出并被大家所熟知。智慧医院是基于智慧医疗延伸出来的概念，更侧重于医院信息系统的数字化以及应用。

智慧医院是医疗信息化技术创新与产业生态发展的必然结果。本书聚焦于智慧医院的基本概念、典型应用、整体架构、产业生态、发展瓶颈、未来图景、商业机会等核心内容，提出了智慧医院建设、应用与产业生态发展的策略和建议。本书是了解智慧医院的必读图书。

图书在版编目（CIP）数据

智慧医院：技术创新和产业生态构建／翟运开，陈保站主编. —北京：机械工业出版社，2022.3
（大健康产业系列新知丛书）
ISBN 978 - 7 - 111 - 53442 - 6

Ⅰ.①智…　Ⅱ.①翟…　②陈…　Ⅲ.①智能技术-应用-医院-管理-研究　Ⅳ.①R197.32 - 39

中国版本图书馆 CIP 数据核字（2022）第 015539 号

机械工业出版社（北京市百万庄大街 22 号　邮政编码 100037）
策划编辑：杨　冰　　　　责任编辑：杨　冰　戴思杨
责任校对：潘　蕊　贾立萍　　责任印制：李　昂
北京联兴盛业印刷股份有限公司印刷
2022 年 4 月第 1 版第 1 次印刷
145mm×210mm · 7.875 印张 · 3 插页 · 152 千字
标准书号：ISBN 978 - 7 - 111 - 53442 - 6
定价：65.00 元

电话服务　　　　　　　　　　网络服务
客服电话：010 - 88361066　　机　工　官　网：www.cmpbook.com
　　　　　010 - 88379833　　机　工　官　博：weibo.com/cmp1952
　　　　　010 - 68326294　　金　书　网：www.golden-book.com
封底无防伪标均为盗版　　机工教育服务网：www.cmpedu.com

推荐序

　　我国的大健康产业正迎来前所未有的发展机遇，这不仅得益于党中央、国务院及各级政府管理部门的坚定支持，也受益于广大人民对健康和美好生活的强烈向往和需求。作为专注于医药医疗大健康领域的展览和会议的组织者，国药励展公司在过去的发展历程中，跟随时代的节拍，通过不断完善自身的平台建设，发展范围从原有的医药医疗领域延伸至食品、体育、化妆品等大健康领域。

　　我们有幸亲历了我国大健康产业波澜壮阔的发展历程，同时也见证了贯穿大健康产业链的创新力量，立足于产业前沿，持续引领推动产业的科技进步与高质量发展。我们也欣喜地看到，越来越多的机构和有识之士投身到我国的大健康事业建设中来。2017年"世界媒体500强"之一的机械工业出版社，与我们一起合作打造开放式产业研究平台，通过整合产业专家的智库资源，进行系统的选题研究和图书出版，使产业专家能"观"能"执"的智慧分享进一步突破时空的限制，为人类健康的共同事业、为以"健康梦"托起"中国梦"的实现积极献力。

　　"国药励展·大健康产业系列新知"丛书是我们与机械工业出版社共同打造的第一项专业研究产品，汇聚了双方共同组建的"大健康产业专家委员会"中众多专家学者的真知灼见，相信能给予国内大健康产业的企业经营者、创业者、市场及产业研究者、投资者以启迪和参考。

"国药励展·大健康产业系列新知"丛书首次在第 80 届中国国际医疗器械博览会（CMEF）上推出，共计 5 种，分别是《精准医疗：未来医疗新趋势》《重构大健康：创新时代商业模式的未来》《医疗投资：基于价值的投资逻辑和实操》《医疗＋保险：如何构建跨界融合生态圈》《AI＋医疗健康：智能化医疗健康的应用与未来》。推出之后，受到了业界的广泛好评。但这仅仅是双方合作计划的开始，在此基础上，2019 年 10 月，在第 82 届中国国际医疗器械博览会上，我们又推出了该系列的最新研究成果，共计 5 种，分别是《5G＋医疗：新技术如何改变医疗产业商业模式》《医疗后市场：商业模式与投资热点》《医疗投资：资本如何赋能医疗产业（案例篇）》《医疗机器人：产业未来新革命》《医疗机构的战略管理：利益相关者管理方法》，2022 年推出《智慧医院：技术创新和产业生态构建》《价值医疗：医疗服务的未来》和《未来医疗：医疗 4.0 引领第四次医疗产业变革》。未来，我们还将依据产业发展的热点与变革，持续推出该系列研究产品的后续内容，从前沿新知到实践探索，出版更多优秀的图书，助推医疗产业的技术发展与科技创新。

择善固执，莫忘初衷。在此，谨以这些研究成果的出版，为健康产业的高质高效发展，也为"健康中国"的实现略尽绵薄之力。

国药励展董事总经理

胡昆坪

目　录

V

第1章

智慧医院的缘起

随着信息技术与医学的融合发展,"智慧医院"这一概念被提出并逐渐为人们所熟知。一方面,政策的引导、社会经济的发展、新一代信息技术的突破等,驱动着医疗行业不断发展革新;另一方面,传统医疗机构在运营中面临着医疗资源分布不均衡、医疗信息系统成为信息孤岛等困境,越来越无法满足患者就医和医疗服务的需求。因此,许多大型医院踏上了智慧医院的探索之路,力图通过智慧化建设,拓展医疗服务的空间与内容,进而推动医疗服务模式创新、医疗业务效率提升以及医院精细化管理。

本章结合全球智慧医院的实践与发展进程,对智慧医院的基本概念、政策演进过程进行了探讨与梳理,并汇总分析了国内外的发展现状与问题,为下一步明确智慧医院的基本特征、建设方法、整体架构提供借鉴与参考。

1.1 智慧医院的基本概念

回顾医院的信息化发展历程，可以说，"智慧医院"这一概念的产生是信息技术不断更新发展及医院信息化建设不断积累的结果。20 世纪 80 年代初，"单机版"的医院信息系统被开发出来，主要应用在大型医疗机构的日常运营中；随着医疗业务流程的电子化程度不断推进，电子病历开始应用在各种业务场景中，包括患者信息收集、开具处方、执行医嘱等，信息化程度明显提高。20 世纪 90 年代中后期，一些大型医疗机构以信息化建设和电子病历为基础，拓展设置远程会诊中心，把医疗服务范围从院内延伸到院外。自 2010 年以来，云计算、互联网、人工智能、大数据等飞速发展，这些技术不断和医疗业务的各个应用场景深入结合，促进了移动医疗、互联网诊疗业务的发展，医疗信息化建设开始向智慧化方向发展提升。因此，智慧医院概念的产生，一方面是为了促进医疗卫生事业繁荣发展，保障人民群众健康与安全；另一方面与新技术的发展有着不可分割的关系，并伴随着技术更迭而不断拓展丰富。

1.1.1 起源

2008 年，IBM 公司首席执行官彭明盛首次提出了"智慧地球"的概念。他认为，把智能技术应用到生活的各个方面，会使地球变得越来越智能化。之后，针对智慧地球在各行业的具体应用，IBM 提出了包括智慧城市、智慧医疗、智慧交通、智慧电力、智慧供应链和智慧银行在内的六大领域。其中，智慧医疗具体是指利用物联网、计算机等新技术，把医疗业务运行过程中的人员、信息、设备、资源连接起来并建立良性互动，实现医院运营效率，患者体验、服务质量等多方面的改进与提升，推动医疗资源效能的最大化发挥。

智慧医疗具体包括智慧医院系统、区域卫生系统以及家庭健康系统 3 个组成部分。

1）智慧医院系统，由数字医院和提升应用两部分组成。数字医院主要是指医院运转过程中涉及的各类信息系统与软件平台，用于患者诊疗、医嘱执行、处方开具、医院业务等信息的采集、处理和存储。提升应用主要是指在院内线下诊疗业务之外开展医疗业务，比如移动查房、处方流转、智慧安防、物资管理等服务新模式。

2）区域卫生系统，由区域卫生平台和公共卫生系统两部分组成。区域卫生平台包括收集、处理、传输社区、医院、医疗科研机构、卫生监管部门记录的所有信息，主要任务是运用尖端的科学和计算机技术，帮助医疗单位以及其他有关组织开展疾病危险度的评价，制定以个人为基础的危险因素干预计划，建立预防和控制疾病发生和发展的电子健康档案，减少医疗费用支出。公共卫生系统由卫生监督管理系统和疫情发布控制系统组成，对区域医疗卫生服务进行监管，并支持针对重大公共卫生事件的智能化响应与调度。

3）家庭健康系统，主要是指把医生和家庭成员密切连接起来，针对行动不便的患者、慢病患者提供远程支持，利用相关的终端和软件设备进行健康监测、远程问诊、用药咨询等。

在起源阶段，智慧医院是基于智慧医疗延伸出的概念，它更侧重于医院信息系统的数字化升级以及新型应用的发展。它的基本内涵是基于对物联网技术的有效利用，增强与相关配套设施提供方的联系沟通，建立综合的管理体系，提升医院部门的服务质量，帮助医生和护士减少不必要的工作，更加专注于服务患者。

1.1.2 发展

随着新技术的变革与医疗行业的发展，智慧医院的内涵在不断丰富和完善。2019年3月，在北京召开的新闻发布会上，国家卫生健康委员会（以下简称国家卫生健康委）首次明确界定智慧医院的范围主要包括智慧管理、智慧服务、智慧医疗三大领域：

1）面向医院的智慧管理：以医院信息化建设为支撑，及时掌握医院运转过程中人员、设备、物资的最新状况，提高医院管理的精细化程度和智能化水平。

2）面向患者的智慧服务：从诊前、诊中、诊后等环节入手，改进患者的就医体验，提供在线预约挂号、移动支付、在线查询检验结果、智能导诊等服务。

3）面向医务人员的智慧医疗：利用人工智能、医疗大数据、物联网等技术，提升医务人员的工作效率，提供诊断辅助决策。

　　智慧医院的内涵随着技术发展与实际需求不断丰富，整体上更加完善健全，侧重于为医院、患者和医务人员这三类关键对象提供便捷服务，针对医疗机构运转过程中的管理、诊疗、服务等环节提供效率、质量、人性化等层面的改进与提升。

　　结合国家卫生健康委所界定的服务范围，智慧医院在新时期的内涵是：以云计算、大数据、人工智能、物联网、移动互联网、5G 等新技术为基础，以各类智慧化服务与应用为载体，为医院、患者和医务人员提供相关业务环节的信息化、移动化、智能化服务，最终加速医疗产业重构与智慧医疗产业发展，满足人民群众多层次的医疗需求。

1.2　国内外智慧医院政策演进分析

1.2.1　国外智慧医院政策演进分析

　　发达国家人口老龄化危机率先爆发，人们日益增长的医疗需求与传统医疗服务效率低下的矛盾逐渐突出。为缓解医疗系统的压力，保障医疗系统的正常运行，英国、德国、澳大利亚、美国、日本等部分发达国家出台相关政策和发展规划，引导医疗卫生机构运用信息化技术布局医疗卫生领域。通用电气（GE）、西门子（SIMENS）、飞利浦（PHILIPS）等大型医疗设备制造商纷纷投身医疗信息化的研究和市场开拓。数字化一体手术室、达·

芬奇机器人、远程 B 超等一大批医疗信息软硬件投入智慧医疗服务领域，推动医院从传统的医疗管理模式向智慧化医院的新型管理模式转型。

全球智慧医疗市场主要集中在美国、欧洲、日本和中国，而产品生产主要集中在美国、欧洲和日本等发达国家和地区。

英国，主要发布了关于如何推进医疗行业的基础设施建设、提高医疗信息化水平、加快智慧医疗发展的相关政策如表 1 - 1 所示。

表 1 - 1 英国关于智慧医院的相关政策

时间（年）	政策内容
2002	英国卫生部推出 IT 计划方案，建立起可及性高、可操作性强的电子诊疗记录系统
2008	NHS 制定了第一版智慧医疗发展战略（E-Health Strategy 2008 ~ 2011）
2009	英国国家健康部（Department of Health，简称 DH）发布《信息化规划（2010 ~ 2011）》
2012	英国有关部门发布《信息的力量——让所有人都掌控所需要的健康和保健信息》，提高了医疗信息的可及性
2014	NHS 制定了第二版智慧医疗发展战略（E-Health Strategy 2014 ~ 2017）
2015	英国专门成立了医疗质量委员会（CQC），将其作为医疗在线服务的"监督者"
2017	英国国家健康部发布《十大效益规划》，确立英国 2020 年医疗战略规划，旨在利用技术手段推动医疗机制与管理的标准化

根据 2002 年的 IT 计划方案，英国电信是全民健康网络的主要推动力量，参与推进宽带网络、病历数据和软件系统三大体系

的建设与整合，为智慧医疗的推行夯实了硬件基础。

2008 年英国国家医疗服务体系（National Health Service，简称 NHS）制定的第一版智慧医疗发展战略（E-Health Strategy 2008~2011），旨在改善患者的医疗照护质量，确保患者都能获得合理的医疗照护，建立更广泛的综合信息平台，并利用信息提供更好、更有效和更安全的国民健康服务。

2009 年英国国家健康部发布的《信息化规划（2010~2011）》与 2012 年英国有关部门发布的《信息的力量——让所有人都掌控所需要的健康和保健信息》，建立起了以信息为导向的平台机制，有力地促进了医疗服务信息化水平的提升。

2014 年 NHS 制定了第二版智慧医疗发展战略（E-Health Strategy 2014~2017），确定了七个关键卫生战略优先领域，包括公共卫生信息与共享、远程医疗、电子健康档案、药品信息系统、实验室信息系统、持续护理计划、客户端注册系统，以强化医疗保健人员对于资料的使用性、获得更有效地进行沟通和提升质量的工具等。

2015 年英国成立医疗质量委员会，其主要职能包括：建立监管机制，制定评价指标，对线上医疗业务质量进行监督，提供患者意见反馈渠道，监督整改不合规的服务内容，为智慧医院的持续规范运营保驾护航。

2017 年英国国家健康部发布《十大效益规划》，致力于通过技术手段实现医疗机制与管理的标准化，利用人工智能技术与物联网技术实现医疗信息的共享、整合和预测功能，促进数字化技术在精准管理中发挥作用，协助相关部门进行科学研判与决策。

美国，主要发布了利用医疗信息技术与电子健康记录来改进医疗体系、开展智慧医疗服务的相关政策。

2004 年，美国将广泛使用电子健康记录作为目标，开始推动智慧医疗系统研究。

2009 年，美国成立了国家医疗信息技术协调办公室，专门负责智慧医疗的发展，进一步搭建通用的技术平台，改进医疗信息系统的可交互性。

2011 年，美国国家医疗信息技术协调办公室制定了 2011 ~ 2015 年联邦医疗信息技术战略计划，提出利用信息技术来完善现有的医疗体系，推动智慧医疗发展。

2013 年，美国政府为了推广电子病历，改进医疗保健系统，拨款 30 亿美元。

2014 年，美国政府和人类服务部发布《医疗信息互操作 10 年规划》，希望能够创建支持互操作的医疗生态系统。

2015 年，美国国家医疗信息技术协调办公室制定了 2015 ~ 2020 年联邦医疗信息技术战略计划，明确提出 4 个具体目标，如图 1 - 1 所示，希望最终实现增进以人为本的自我健康管理，改善医疗服务和社区卫生，促进科学研究与知识创新，增强国家健康信息科技基础建设的愿景。

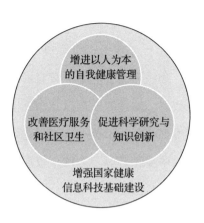

图 1-1 联邦医疗信息技术战略计划目标

澳大利亚发布了数字健康与智慧医疗发展策略相关的政策与报告，引导医疗机构进行智慧化建设。

2008 年，澳大利亚卫生部长会议委托外部咨询机构出版了国家智慧医疗策略报告，该报告首次提出澳大利亚智慧医疗策略的工作流程和澳大利亚智慧医疗的实施蓝图。

2018 年，澳大利亚数字医疗机构（ADHA）发布了澳大利亚国家数字健康战略（Australia's national digital health strategy），该战略计划通过无缝、安全、可靠的数字医疗服务和数字医疗技术，为患者和医疗服务供给者提供一系列易于使用的创新工具，最终保障所有澳大利亚居民都能更好地保持健康。

1.2.2　国内智慧医院政策演进分析

中国人口约占世界人口的 18%，医疗卫生资源总体不足、分布不均衡，城乡医疗服务水平悬殊，再加上老龄化、慢性病等问题日益严峻，医疗卫生服务压力不堪重负。与此同时，互联网、大数据、人工智能、物联网等可应用于智慧医院建设的技术迅猛发展，为医疗服务效率、质量的提升以及医疗支出的下降带来了新机遇。伴随着技术推动与需求牵引，通过建设智慧医院全面提升医院服务能力与效率势在必行。为此，政府出台了一系列政策来推动智慧医院的建设与落地。

（1）医疗卫生体制改革与医疗信息化相关政策布局，为智慧医院的建设奠定了基础

随着我国经济社会发展的加速，人民群众的健康服务需求不断增长，医疗资源的优化势在必行。因此，中央及地方政府围绕医疗行业出台了一系列深化医疗卫生体制改革的政策，并引导各级医疗机构利用物联网、互联网、大数据等技术，对医疗业务中的电子病历、数字化医疗设备等关键点进行改进创新，加快医院信息化建设，进而提升服务能力与水平。这些政策布局与前期探索为智慧医院的建设奠定了良好的基础。如表 1-2 所示。

表 1-2　中国医疗信息化及智慧医院的相关政策

时间（年）	主要政策及内容
2009	3 月，中共中央、国务院发布《关于深化医药卫生体制改革的意见》，在"完善体制机制，保障医药卫生体系有效规范运转"方面指出，要建立实用共享的医药卫生信息系统、加快医疗卫生信息系统建设

（续）

时间（年）	主要政策及内容
2012	3 月，国务院印发《"十二五"期间深化医药卫生体制改革规划暨实施方案》，在"统筹推进相关领域改革"方面指出，要加快推进医疗卫生信息化，发挥信息辅助决策和技术支撑的作用，促进信息技术与管理、诊疗规范和日常监管有效融合
2013	10 月，国务院发布《关于促进健康服务业发展的若干意见》，在"夯实健康服务业发展基础"方面指出，要推进健康服务信息化，制定相关信息数据标准，加强医院、医疗保障等信息管理系统建设，充分利用现有信息和网络设施，尽快实现医疗保障、医疗服务、健康管理等信息的共享
2015	7 月，国务院发布《关于积极推进"互联网 +"行动的指导意见》，在"互联网 +"益民服务方面指出，要推广在线医疗卫生新模式，促进智慧健康养老产业发展

9 月，国务院办公厅发布《关于推进分级诊疗制度建设的指导意见》，在"以强基层为重点完善分级诊疗服务体系"方面指出，发展基于互联网的医疗卫生服务，充分发挥互联网、大数据等信息技术手段在分级诊疗中的作用 |
2016	10 月，中共中央、国务院印发了《"健康中国 2030"规划纲要》，在第二十四章"建设健康信息化服务体系"中指出，加强健康医疗大数据应用体系建设，推进基于区域人口健康信息平台的医疗健康大数据开放共享、深度挖掘和广泛应用
2017	7 月，国务院办公厅发布《关于建立现代医院管理制度的指导意见》，在"健全信息管理制度"方面指出，强化医院信息系统标准化和规范化建设，与医保、预算管理、药品电子监管等系统有效对接
2018	7 月，国家卫生健康委印发《国家健康医疗大数据标准、安全和服务管理办法（试行）》，在"总则"中指出，加强健康医疗大数据的标准管理、安全管理和服务管理，推动健康医疗大数据惠民应用，促进健康医疗大数据产业发展

（续）

时间（年）	主要政策及内容
2019	1月，国务院办公厅发布《关于加强三级公立医院绩效考核工作的意见》，在"支撑体系"中指出，三级公立医院要加强以电子病历为核心的医院信息化建设，按照国家统一规定规范填写病案首页，加强临床数据标准化、规范化管理

（2）从首次提出到考核评级，国家政策布局走向纵深

在前期布局的基础上，各医疗机构逐步完成了医疗信息化建设的初始积淀，国家从政策层面正式提出了智慧医院，指导医疗机构逐步开始向智慧化发展进阶。

2014年8月，国家发展改革委联合工业和信息化部等八部委发布《关于促进智慧城市健康发展的指导意见》，提出加快实施信息惠民工程，推进智慧医院、远程医疗建设，普及应用电子病历和健康档案，促进优质医疗资源纵向流动；建设具有随时看护、远程关爱等功能的养老信息化服务体系，推动构建普惠化公共服务体系。

2015年，原国家卫生和计划生育委员会（以下简称国家卫生计生委）制定《智慧医院综合评价指标（2015版）》，首次提出了智慧医院评价指标体系，确定了基础设施、智慧患者、智慧医疗、智慧护理、智慧医技、智慧管理、智慧后勤、智慧保障、智慧科研、智慧教学等智慧医院评价指标体系。虽然这个版本的评价指标体系并未实施，但是却为智慧医院的建设指明了方向，同时也是国家政策层面的重要探索。

2016 年，原国家卫生计生委出台《医院信息平台应用功能指引》，明确了在二级以上医院推广和规范信息化建设。之后，国家卫生健康委发布了《全国医院信息化建设标准与规范（试行）》(2018)。以上均属于引导二级及以上医院"开展信息化建设"的政策，无硬性考核措施。

2017 年，《国家医疗健康信息区域（医院）信息互联互通标准化成熟度测评方案》在二级及以上公立医院开展测评，这是医院参加绩效考核的平台，以及医院接入全民健康信息平台的基础。2018 年年底开始对医院开展评级，并对绩效考核产生影响。

2017 年，原国家卫生计生委和国家中医药管理局发布的《关于印发进一步改善医疗服务行动计划（2018—2020 年）的通知》中指出，以"互联网＋"为手段，建设智慧医院，医疗机构围绕患者的医疗服务需求，利用互联网信息技术扩展医疗服务空间和内容，提供与其诊疗科目一致的、适宜的医疗服务，不断优化医疗服务流程，为患者提供预约诊疗、移动支付、床旁结算、就诊提醒、结果查询、信息推送等便捷服务，应用可穿戴设备为签约服务患者和重点随访患者提供远程监测和远程指导，实现线上线下医疗服务的有效衔接。

2018 年，《电子病历系统应用水平分级评价管理办法（试行）及评价标准（试行）》发布，要求"到 2019 年，所有三级医院要达到分级评级 3 级以上；到 2020 年，所有三级医院要达到分级评价 4 级以上，二级医院要达到分级评价 3 级以上"，并强调分级评价工作周期为一年，间隔超过 2 年未参加评价的医疗机构需再次通过原级别评价后再申请更高级别评价。国家卫生健康委还将对每年度电子病历应用水平分级评价情况进行通报，公立医院绩效考核对电子病历评价成果也有考核。

2019 年，国家卫生健康委连续发布《医院智慧服务分级评估标准体系（试行）》和《关于开展 2019 年医院智慧服务分级评估工作的函》，决定在应用信息系统提供智慧服务的二级及以上医院开展医院智慧服务分级评估工作，旨在指导医院以问题和需求为导向持续加强信息化建设、提供智慧服务，为进一步建立智慧医院奠定基础。

2020 年，国家卫生健康委发布《关于进一步完善预约诊疗制度加强智慧医院建设的通知》，指导各地和各医院在疫情常态化防控下，进一步建立完善预约诊疗制度，加强智慧医院建设，总结医院信息化建设实践，充分发挥信息技术在现代医院建设管理中的重要作用，通过"智慧服务""电子病历""智慧管理"建设，构建医疗、服务、管理"三位一体"的智慧医院系统，为患者提供更高质量、更高效率、更加安全、更加体贴的医疗服务，加快建立线上线下一体化的医疗服务新模式，不断增强人民就医的获得感。

（3）从国家到地方，引导智慧医院从概念向实践加速推进

随着国家政策的不断发布，地方政府也陆续出台相关政策，推进各地智慧医院的建设落地。如表 1 - 3 所示。

表1-3　中国地方政府关于智慧医院的相关政策

时间（年）	省市	主要政策及内容
2017	上海市	4月，上海市卫生计生委印发《上海市医学科技创新发展"十三五"规划》，提出：加快推进数字化与移动医疗技术创新，融合互联网、物联网、移动通信技术与医学技术，支持新型智能可穿戴医疗设备、信息采集设备和医院物联网设备等研发
2018	河南省	1月，河南省卫生计生委印发《2018年河南省医政工作要点》，提出：应用互联网、物联网、人工智能等新技术，围绕患者个性化医疗服务需求，创新医疗服务模式，提高医疗服务供给与需求匹配；建设智慧医院，开展智慧分时段预约诊疗、中长期预约诊疗工作
2018	广东省	6月，广东省政府办公厅印发《广东省促进"互联网+医疗健康"发展行动计划（2018—2020年)》。这是国家确定促进"互联网+医疗健康"发展战略后的第一份省级政策文件。该文件明确指出"推广智慧药房，鼓励医院处方外配、信息共享，改造传统药品保障流程，为患者提供'一站式'药事服务" 9月，广东省卫生健康委印发《广东省智慧医院建设指引（试行)》，提出：促进和规范全省智慧医院建设，引领全省医院信息化发展方向
2018	山东省	7月，山东省卫生计生委印发《山东省卫生计生行业新旧动能转换的若干措施》，提出：大力发展"互联网+医疗健康"新业态，拓展"互联网+"药学服务；二级以上医院要积极建设"智慧药房"，推动处方系统与药房配药系统无缝对接，缩短患者取药时间
2018	天津市	7月，天津市卫生计生委就《关于促进"互联网+医疗健康"发展的实施意见》公开征求意见，并明确鼓励"推广'智慧中药房'，提高中药饮片、成方制剂等药事服务水平"
2018	福建省	12月，福建省人民政府办公厅印发《关于加快推进"互联网+医疗健康"发展的实施意见》，鼓励医疗机构建设临床科研大数据平台，加强临床和科研数据资源整合共享，提升医学科研及应用效能，推动智慧医疗发展

（续）

时间（年）	省市	主要政策及内容
2019	广东省深圳市	1月，深圳市卫生健康委印发《深圳市2019年卫生健康工作要点》，明确提出：推进卫生健康信息便民惠民；争创全国"互联网+医疗健康"惠民便民试点城市；开发家庭医生服务APP，建成10家智慧医院
2020	广东省深圳市	1月，深圳市卫生健康委发布《2020年深圳市卫生健康工作要点》，明确提出：加快推进互联网医院和智慧医院建设，推动基层医疗集团全部启动互联网医院建设，推动高水平医院全部启动智慧医院建设
	上海市	4月，上海市人民政府办公厅发布了关于印发《上海市促进在线新经济发展行动方案（2020—2022年）》的通知，提出：在医疗健康领域，提升发展在线医疗，涉及互联网医疗、医疗数据共享、医保移动支付、基于5G的远程医疗应用，以及智能医学影像设备、医疗机器人、医疗人工智能等方面

1.3 发达国家智慧医院的发展现状与问题

1.3.1 发达国家智慧医院的发展现状

在国家政策的引领下，发达国家较早地将先进的物联网、云计算、移动互联网等技术与医疗行业进行融合，对传统的医疗行业进行改进，取得了一定的发展成果。

1）发达国家智慧医疗设备的研发不断推进，为智慧医院的发展建设提供了硬件支撑。统计显示，世界排名前10位的医疗器械企业分别是美敦力、强生、GE医疗、西门子医疗、康德乐、飞利浦医疗、罗氏诊断、丹纳赫、碧迪医疗、史赛克。美国是全球最大的智慧医疗市场和头号智慧医疗强国，其智慧医疗产业聚集区主要位于加利福尼亚州、明尼苏达州和马萨诸塞州。其中，明尼苏达州的支柱产业就是智慧医疗，那里有数以千计的智慧医疗企业和众多的国际巨头总部，拥有强大的研发实力，其植入式医疗设备、大型成像诊断设备、远程诊断设备和手术机器人等智慧医疗设备的技术水平世界领先。

2）发达国家智慧医疗不断与人工智能、5G 等新技术融合发展。借助人工智能技术的深度学习特点，分析和挖掘海量数据形成相应知识库，并进行辅助诊断，成为医疗资源拓展的一种重要途径。而不断引入心电信号诊断、智能分诊、医药研发、精准医疗等医疗业务场景，也将一起推动整个医疗健康行业运作方式的升级改造。

3）在医疗信息化、数字化的发展背景下，发达国家的医疗机构都在创新医疗服务模式。比如，加拿大的汉伯河医院支持患者进行线上预约、电子签到；美国的西达赛奈医疗中心通过部署智能语音系统，支持患者与医务人员的实时沟通；新加坡的斐济医院能够利用医院信息系统为患者提供远程医疗服务。

4）从智慧医疗的应用来看，发达国家的医疗机构利用信息化技术向患者直接提供远程医疗服务，并逐渐常态化、规模化应用。比如，美国远程医疗协会认可的远程医疗服务已拓展到远程皮肤诊疗、远程病理诊疗、远程精神卫生服务、远程儿科等十几个专科医疗领域。此外，美国远程医疗协会还通过制定各远程医疗服务领域的指南文件来保证服务质量、安全及有效性，现已完成"远程病理实践指南"等医疗指南文件。截至 2017 年，全美已有 31 个州和华盛顿哥伦比亚特区颁布法律，赋予远程医疗在私人保险中有和"面诊"一样的法律地位。

1.3.2　发达国家智慧医院发展存在的问题

全球智慧医疗发展迅猛，但是机会与挑战并存。在发展过程中，发达国家的智慧医疗同样面临一些问题和难点。

1）在法律监管层面，智慧医疗服务的开展，一方面需要医疗信息系统、网络、数字化医疗装备等信息化设施的支撑，另一方面需要建立完善的医疗业务监督体系，切实保障医疗服务质量。因此，其政府部门需要高度重视加强相关法制建设，对医疗信息化基础设施的安全性、可靠性以及医疗行为的规范性开展监管。这样既可以确保各类医疗信息、医疗业务流程的安全，同时还可以保障患者切实获得科学、到位、优质的医疗服务。

2）在隐私安全层面，智慧医疗在发展过程中由线下拓展到线上，在改进就诊体验的同时涉及大量电子健康档案和诊疗信息的采集与传输，就使保障医疗信息安全的任务更加艰巨。比如，2019 年，德国漏洞分析和管理公司（Greenbone Networks）的研究人员发现，600 台不安全的 PACS 服务器暴露于公网，导致大量医疗放射图像被泄露。因此，要高度重视智慧医院建设过程中的安全问题，从医疗业务流程、医疗信息化基础设施等层面上做好安全防护，避免发生数据泄露等安全事故。

3）在商业模式层面，智慧医疗行业处于一个较为复杂的产业链中，涉及医疗设备企业、医疗信息系统企业、通信企业等。对于产业链中的所有企业，建立健全的智慧医疗产业生态，形成稳定的商业模式与盈利机制是产业链持续健康发展的基础。但是，目前大多数智慧医疗产品的获利模式是通过收取广告费、中介费、增值服务等来实现的，而这些商业模式都是比较单一与分散的，势必会限制智慧医疗企业的持续发展。

1.4　国内智慧医院的发展现状与问题

1.4.1　国内智慧医院的发展现状

在国家政策的引导下，许多国内知名医疗机构通过与企业合作等方式，逐步加强人工智能、物联网、可穿戴设备等在医院中的应用，开展了智慧医院的实践与探索。在智慧医院建设与运营的过程中，医疗机构与医疗信息化相关企业占据了重要地位。前者是智慧服务与应用实施的核心场所，后者则为智慧医院建设提供网络、系统等方面的基础支撑。下面围绕医疗机构与医疗信息化相关企业两大主体，来分析智慧医院的发展现状。

一方面，医疗机构面向患者、医务人员的各类智能化应用与服务创新不断涌现。其一，支持患者便捷化就医，开展相关业务流程的优化。2012 年 8 月，浙江大学附属第一医院推出全国首个掌上医院 APP，患者通过手机便可享受挂号预约、信息查询等服务。2017 年 8 月，安徽省立医院和科大讯飞合作建成的智慧医院，投放了导医机器人"晓医"。2020 年 3 月，四川大学华西医院对"肺部多病变 CT 影像 AI 筛查与辅助诊断系统"进行了实际运行测试，测试结果理想；该系统能够迅速、高效地对患者胸部 CT 影像做出分析，发现具有"肺结节、肺癌、结核、病毒性肺炎、细菌性肺炎"等病症的影像特征。其二，支持医务人员开展智能化办公，提供辅助工具简化工作流程。上海胸科医院利用无线网络来规划移动影像归档和通信系统（Picture Archiving and Communication Systems，简称 PACS）；瑞金医院实现了医护人员只需通过掌上电脑，在病人床边就能进行医疗工作，并将数据通过无线网络传送至医院信息系统。2017 年 12 月，浙江省人民医院开展了"互联网＋智慧医院"项目，运用腾讯觅影帮助主治医生阅片，辅助医生诊断。比如 2017 年，华中科技大学同济医院附属协和医院放射科引进人工智能诊断系统，能够将肺部影像诊断压缩至秒级，可自动识别出成百上千张影像中的肺结节，标出大小、位置、密度，并初步分辨良恶性，自动生成结构化影像报告提供给医生审查。

另一方面，国内信息企业积极着手医院智慧化建设的相关研究与战略布局，通过研发相关支撑系统，帮助医院实现医疗技术智能化。银江股份致力于国内医疗信息化建设，已经形成了数字医院、区域医疗、公共卫生、移动医疗以及智慧医院五大领域的核心产品和解决方案。IBM 公司与国内著名的金蝶软件展开战略合作，联手开拓医院资源管理市场，实现智慧医院的运营和管理，以及临床服务全过程的精细化财务核算和全员绩效管理。腾讯注资的东华软件的全资子公司东华医为已经构建了智慧医院、区域医疗、互联网医疗、医保支付与控费综合四大解决方案群，在云诊所与智慧型网络医院、医联体建设、处方流转和药品流通等方面进行了布局。阿里巴巴入股的卫宁健康在夯实医疗信息化产品和服务的同时，利用新兴技术开创新的医疗健康服务模式，推进"云医""云药""云险""云康"和"互联网创新服务平台"协同发展战略。

此外，2019 年新型冠状病毒肺炎疫情暴发以来，医院智慧化建设与应用在疫情防控方面发挥了极大的作用。针对病毒传播能力强、传播速度快、易感人群多的特点，依托智慧医院相关基础设施开发的在线咨询、远程会诊、远程查房等应用，以零接触或少接触的方式支持一线防控，为疫情期间减少人员聚集提供了助力，降低了交叉感染的概率。此外，疫情防控重塑了医疗行业的格局，强化了实体医院治疗处理重症患者、互联网医院服务轻症与慢病患者的属性，进一步培养了用户线上获取服务的习惯，加强了医院建设在线路径与提升线上服务能力的意识。

1.4.2　国内智慧医院发展存在的问题

（1）技术规范与实施细则尚待完善

2019 年 3 月，国家卫生健康委办公厅发布《关于印发医院智慧服务分级评估标准体系（试行）的通知》。这套评估标准是站在患者的角度来评判医院信息化的发展、考察"互联网＋医疗"服务在医院的应用情况，但是暂没有涉及具体的技术规范与实施细则，导致各地区医疗机构在探索实践中的建设方案不统一。当下，亟须国家卫生主管部门与有关机构根据以往的经验尽快明确建设规范、系统架构、系统功能、安全保障等内容，进一步加快智慧医院的建设步伐。

（2）缺乏顶层设计与指引，智慧医院建设标准未建立

由于"智慧医院"在被提出之时并未被准确定义，其内涵至今仍随着技术的不断革新而不断改变。同时，缺乏相应的顶层设计，对智慧医院管理层面的评价标准（包括质量、运营、科研、后勤等）也未建立，导致关于智慧医院体系架构与建设标准方面较为滞后，各大医院的建设侧重点不一致。面对现阶段层出不穷、错综复杂的技术和应用，智慧医院建设很容易发展成为盲目的系统和应用投资，忽视各系统之间关联性和兼容性的问题，最终影响智慧医院的可持续稳定运行。

（3）医院重视程度上升，但实施路径不清晰

在国家政策的引导下，尽管医院智慧化建设的步伐逐步加快，但是由于大型综合性医院承担了区域内绝大部分的医疗服务、日常运营负荷重以及智慧化建设投资大、周期长并且深入涉及医院内部的许多业务，因此，在具体实施过程中，从资金投入

到设计方案、运营使用都缺乏对实施路径的整体规划与把控。这导致建设的整体性不强、效率不高，各类应用与系统不断累积但是融合性不足，物资管理信息化程度低，医院内部出现"信息孤岛"现象，各类平台、系统多且独立，无法做到数据的汇总和共享，无法统一进行管理。如何在不干扰日常业务运行的情况下，采用新技术、新应用及新服务，加强医院智慧应用的整体性、协同性，支持各类业务的实时联动和数据共享，探索一个可复制、可推广的建设方案，成为今后要重点解决的问题之一。

（4）生态圈尚未形成，各方力量难以汇聚

目前，我国智慧医院产业生态圈尚未建立，上下游基础软件、应用系统、信息安全防护等相关企业对医院的业务流程了解不够深入，与医院之间尚未形成有效的相互支撑，存在业务、数据、应用等层面的壁垒，难以开展高效联动。这也导致智慧医院中各医疗业务无法进行深度的衔接与融合，建设与应用很难连点成线、连线成面地推进，建设速度与辐射范围有限。

（5）外围 ICT 的支持力度不足，数字化诊疗装备与系统尚需开发

一方面，各类 ICT（即信息与通信技术）厂商对医疗业务的整体了解与把控不足。医疗业务的各类系统比较分散，难以整合集成，业务的互联互通和运维管理、ICT 资源的高效利用、关键业务的永续性有待改进。另一方面，受到技术创新能力不强、产学研用结合不紧密、创新链和产业链不完整、应用环境不完善等因素的影响，我国的先进数字诊疗装备主要依赖进口，临床医疗机构对国产设备的认可度不足；而且高端医疗装备产品的功能性还不能充分满足临床需要，在产品的稳定性、可靠性上仍待改进。因此，亟须提高国产数字化医疗装备的集成研发能力，为智慧医院提供有力支撑。

第 2 章

智慧医院的主要应用

2.1 以应用驱动智慧医院建设

随着大数据、云计算、机器学习以及人工智能等新一代信息技术的快速发展，再加上 5G 毫米波通信、Massive MIMO 以及网络切片等技术的支撑，运用物联网技术平台整合医疗资源，提升服务效率、扩大医治范围、提高健康水平已成为发展新型智慧医院、推动"健康中国"战略建设的重大举措。

2.1.1 智慧医院的应用场景

智慧医院涵盖新兴技术应用、医疗智能化应用、临床智能化应用、智慧医疗管理应用以及安全保障体系应用等。在传统医院基础医疗设施的基础上，智慧医院合理把握住新一轮科技创新革命和信息产业浪潮的重大机遇，充分发挥了信息通信产业发达、射频识别技术成熟、医疗业务和信息化基础设施优良等优势，通过建设物联网基础设施、身份认证、专网与系统安全、医疗服务以及医院管理等平台，营造了医院发展的智慧环境，形成了基于病历信息共享、智能诊断与智慧管理的新型发展模式。

如图 2-1 所示，智慧医院的应用场景包括药品和器械管理、库房管理、病人实时定位和监控、标本检验管理、停车场控制、医疗垃圾管理、病人腕带识别、病人治疗过程的全方位感知和监控，以及 ICU 手术室资产管理、医院资产定位和盘点、移动设备定位和盘点等。智慧医院以人为中心，通过打造医疗健康信息平台，实现患者与医护人员、医疗机构、医疗设备之间的无界互动。智慧医院充分利用飞速发展的信息通信技术，创新性地采集、传输、存储、处理和展示健康数据，借助无处不在的强大计算能力，使医疗行业融入更多的人工智能，实现了真正意义上的医疗智能化。下面以北京天坛医院为例来介绍智慧医院的应用场景。

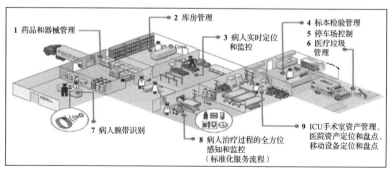

图 2-1 智慧医院的应用场景

在国家卫生健康委等部门的指导下，北京天坛医院以患者为中心，深入推进智慧医院智能化应用建设。北京天坛医院通过峰值运算速度达到每秒 375 万亿次浮点运算的超算中心，搭建了基于云技术的数据分析平台、医联体信息平台，利用覆盖全院的无线网络，把物联网技术与医疗流程紧密结合起来。对于患者而言，走进北京天坛医院，随处可见门诊全流程自助服务，从挂号、就诊、检查，到取药、打印报告，患者全程只需要在各种设备上扫码，系统就会自动为患者预约时间，基本告别了过去长时间排队等待的情况。在后勤管理方面，医院的楼宇自控、安监消防、能耗监测、电梯运行等系统，也全部通过物联网技术整合在了一起，实现了智能化的高效管理、统筹联动。

2.1.2 智慧医院的应用特点

相较于传统医院，智慧医院的应用重点聚焦在医院精细化管理运营、智慧医疗服务、医院服务流程监管、智慧数据应用以及跨机构协同等各个方面。总体而言，智慧医院应用的主要特点如下：

1）智能化高效运营。传统医院属于劳动密集型机构，而智慧医院则能够借助智能化终端优化日常运营和管理流程，大幅提升医院的生产效率和服务质量。智慧医院借助射频识别、条形码等物联网感知技术优化医院资产管理流程，实现医务人员、住院患者以及医疗物资等的智能识别、实时追踪和信息溯源。例如，北美第一家全数字化智慧医院——多伦多汉伯河医院（Humber River Hospital）借助物联网技术、移动终端以及医疗服务系统实现了医院智能化高效运营，缩短了药品被服发放和临床检验的时间，大幅提升了医务人员的工作效率。

2）全流程重塑体验。为了提升患者满意度，智慧医院借助物联网技术全面践行以患者为中心的服务理念，重塑全流程就医服务体验。医疗服务突破医院物理边界的桎梏，延伸至患者就医诊前、诊中以及诊后的各个环节。例如，韩国三星医学中心（Samsung Medical Center）利用射频识别和电子标签技术对每位住院患者进行智能识别和实时定位，并在手机等移动终端上显示排队情况、等待时间等信息，大幅提升患者的服务体验。

3）持续性创新机制。智慧医院并非单一性的信息化机构，而是由管理者、医生、护士以及患者共同参与的系统性工程。智慧医院需要建立持续性、开放性的合作机制，以便更快地发现运营过程中存在的问题，进而提出相应的创新性解决方案，并在医院内推行，从而改善医疗服务质量和患者就医体验，优化临床诊治流程，有效节省医院的运营成本。

4）大数据驱动决策。传统医院无法整合院内各系统中的医疗数据，难以挖掘数据的潜在价值。智慧医院通过建设全院集成平台，对现有业务流程进行标准化梳理，实现了异构业务系统的互联互通，使医院原有的各业务系统和信息系统通过集成平台提供的接口实现了整合，从而集成了已有的数据资源和服务。之后，可以用于全面的临床监控提醒、管理决策支持和科研数据分析查询，辅助医院在科教研方面实现数据整合利用。智慧医院从医疗数据整合利用出发，围绕费用管理、服务管理、临床应用、资源数据四大业务主线，梳理各业务系统的业务流程和数据流向，建设海量实时大数据中心，服务于临床、运营、管理、科研等业务科室；并基于大数据中心进一步建设院级运营数据中心和专科特色的临床数据中心，进行数据的深度挖掘，从而为管理者和医务人员提供更完整的数据资源和更系统的智能化决策方案。

5）机构间互联互通。医疗服务系统涵盖智慧医院、监管机构、支付单位、产品公司以及其他医疗服务机构。为了让患者享受高效、便捷以及高品质的医疗服务，在法律允许的前提下，确保医疗数据能够在机构之间互联互通、实时共享，更好地诠释了智慧医院以患者为中心的服务理念。例如，悉尼港安医院（Sydney Adventist Hospital）自主设计的电子病历系统和虚拟数据中心，通过移动终端为医务工作者和患者提供"秒级"数据读取功能并实现院内各维度数据的集成。医疗数据在机构之间互联互通主要包括：个人健康档案可以整合初级诊疗数据、第三方服务数据以及医院病历数据；医疗服务系统支持智慧医院与保险机构、互联网等平台的实时数据连通共享；医院与其他机构建立统一的数据标准、规范以及结构，确保个人健康数据在安全保密的前提下被合理使用。

2.1.3 智慧医院的应用领域

智慧医院是医疗服务与新一代信息技术的深度集成和综合应用，在推动医院升级、提升医疗服务、改善人民健康、优化就医体验等方面发挥着重要的作用，为医疗行业发展注入了新的活力。智慧医院的应用领域，如图 2 - 2 所示。

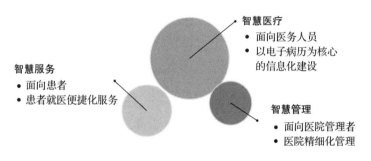

图 2－2　智慧医院的应用领域

第一个领域，面向医务人员的"智慧医疗"。以电子病历为核心的信息化建设，其相关工作在 2010 年就已经开始在全国推进。国际上通行的做法是以电子病历为核心，通过分级建设逐步引导传统医院转型。现阶段，医生通过计算机简单录入的病历不一定是真正意义上的电子病历，这主要取决于医生录入的电子病历、影像信息以及检验报告等资料所对应的医疗系统之间有没有互联互通。

智慧医疗深入推进医疗系统整合以及医疗数据互联互通，使分布在不同科室的患者资料由分散到整合再到融合，逐步解决了信息孤岛、信息烟囱问题，深入打造优质、高效、协同的医疗卫生体系。同时，持续推进以电子病历为核心的智慧医疗建设，全面提升医护人员临床诊疗工作的信息化程度。

第二个领域，面向患者的"智慧服务"。自 2018 年国务院办公厅印发《关于促进"互联网＋医疗健康"发展的意见》以来，智慧服务理念在医院中得以迅速推广。医院服务大厅摆放的检查检验挂号打印自助机随处可见，手机结算、预约挂号、打印报告、信息提醒等医疗服务也陆续出现。智慧医院持续优化医疗服务流程，为患者提供从线上到线下、从人工到自助以及覆盖院前、院中、院后的全流程智慧服务，带给患者便捷化、个性化、智能化的就医服务体验。

第三个领域，面向医院的"智慧管理"。借助物联网、边缘计算以及人工智能等现代技术，智慧医院整合现有的基础设施资源，融合现代化管理理念和服务模式，构建了信息互联、调度有序、管理高效、精益可靠的医院智能化综合管理平台。优化院内院外药械供应链业务流程，实现了医院内部医护、管理、后勤、科研、教学的工作协同，实现了基于医保部门、财政部门、患者收费等多种模式的资源消耗价值补偿平衡。通过人力、物力、财力的合理化配置，推动医院全面实现管理的实时化、可视化、人性化、智慧化。

2.2　面向医务人员的"智慧医疗"

以电子健康档案为基础的智慧医疗，最早源于 2008 年 IBM

公司推出的"智慧地球"理念。它通过整合物联网、云计算、机器学习、人工智能、数据挖掘等新型技术，构建万物互联、信息共享的医疗交互平台，实现患者、医生、护士、医院以及医疗系统之间互联互通，智能匹配医疗生态需求。作为信息技术和生命科学的交叉应用学科，智慧医疗集医疗、康复、护理于一体，涵盖医疗服务、远程教学、科研协同、公共卫生、健康管理等多个方面，旨在构建患者、医生、护士、医院以及医疗系统之间互联互通的医疗生态模式。面向医务人员的"智慧医疗"，借助数字化的感知设备采集患者的生命体征和环境数据，通过移动网络及固定网络连接医院信息系统，实现患者医疗数据的高效传输、智能处理和安全存储。

国家相关数据显示，2016~2018年全球智慧医疗服务支出的年复合增长率约为60%，截至2018年全球智慧医疗费用支出，如远端监测、诊断设备、生活辅助、生理数据监测等，高达290亿美元。移动医疗、可穿戴设备、健康管理自诊断、定制保险产品、大数据管理和分析等逐渐成为"十三五"期间智慧医疗的热门领域。如今，向智能化迈进已经成为医疗行业的基本共识。智慧医疗为整个医疗服务流程带来了颠覆性的变化，同时，其所承载的信息与知识也已经具备落地应用并创造医疗价值的特点。

面向医务人员的"智慧医疗"主要包括移动医护、临床诊疗辅助、物联网监测、VR教学、教学查房、科研协同、患者随访等。

（1）移动医护

智慧医院下的移动医护系统基于物联网、智能识别、大数据分析等技术，融合患者腕带标签、智能医用 PDA、移动医护软件、移动终端设备，在解决传统医护工作短板的基础上，将医护人员的诊疗护理服务延伸至患者床边，实现患者身份识别无差错、用药剂量无偏差、护理工作可量化，帮助病区医护人员在护理业务中实时获取患者临床信息、确认执行医嘱，有效地实现闭环医嘱，帮助患者在合理的时间得到更科学的治疗。相比于传统护理工作，移动医护的特点如下：

1）智能核对病人身份。通过对病人身份、药品等条码进行射频技术识别，实现病人身份和药物之间的电子信息核对，有效地避免了人工失误造成的医疗差错。

2）提高医护人员工作效率、降低工作强度。移动护理工作改变了以往人工记录再转抄的重复工作模式，直接在现场通过 PDA 进行数据录入，并实时上传至护理病历系统，从而提高了效率、减少了工作量。

3）跟踪医嘱生命周期，实现医疗闭环管理。移动护理工作站将现有护士工作站延伸至病床旁，执行者通过扫描病人的腕带条码、药品条码完成医嘱执行确认，并准确记录实际执行人、执行时间。

4）对护理工作量进行统计，为护士绩效考评提供依据。移动护理工作站记录了每条医嘱的执行者、执行时间，为绩效考评、责任追踪提供了可靠的参考依据。

如图2-3所示,移动医护系统通过5G医疗专用网络无缝对接医院HIS(Hospital Information System,即医院信息系统)、LIS(Laboratory Information System,即实验室信息系统)、EMR(Electronic Medical Record,即电子病历系统)等系统,通过蓝牙通信对接其他医疗诊断设备。护士通过智能医用PDA,将医院护理流程中每个环节的信息实时上传到数据库,并将信息录入和验证工作自动化。医生通过医用平板,可以实时查看病人信息、电子病历、检查检验单等,还可以实现移动阅片、下达医嘱、远程查房等功能。移动医护信息系统的使用,有效地衔接了各个工种环节,降低了医院的运营成本,避免了重复工作,提高了医护人员的工作效率。通过规范和详细记录作业流程,杜绝出现医疗事故,改善患者就医体验,提升医院形象。

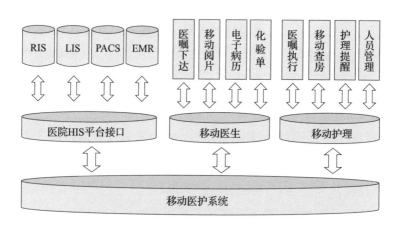

图2-3 移动医护系统

（2）临床诊疗辅助

临床诊疗辅助是指结合患者的基本信息和病情信息，运用科学系统的临床医学知识提高医疗诊断水平，进而提高医疗机构诊断质量和服务能力的临床服务系统。随着计算机信息技术和临床医学技术的不断发展，医学检查检验已逐渐由辅助检查手段发展成为现代医学最重要的临床诊断和鉴别诊断方法。以辅助医生快速、规范、标准地完成诊疗业务为出发点，并以国家诊疗规范为标准，以人工智能推理引擎和医学知识库为支撑，通过智能的动态推送，在急诊、门诊、住院等临床诊疗过程中提供符合循证医学的辅助决策支持服务。临床诊疗辅助系统如图 2-4 所示。

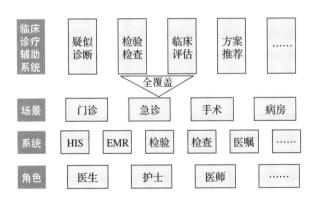

图 2-4　临床诊疗辅助系统

临床诊疗辅助系统以浮窗插件的形式集成到医生工作站，通过与医院信息化系统之间的数据互联互通，实现医疗数据智慧化处理，进而对患者病情做出智能诊断分析。临床诊疗辅助系统可以实时提供推荐服务和质控服务，协助医务人员制定全面的辅助决策诊疗方案。临床诊疗辅助系统的功能包括：

疑似诊断。基于患者的症状表现以及检查结果，判断患者疑似疾病以及疑似概率，并给出疾病的相关特征，助力医生全面考虑病情。

检验检查。根据指南和临床路径，结合项目的应用概率，推荐适宜的检验项目，助力医生快速定位最需要的检验检查项并录进医嘱系统。

临床评估。基于患者当前的病情以及初步诊断，推荐适宜的评估工具，并自动计算分值和对应阶段，为疾病的分期分型提供更有针对性的建议。

方案推荐。基于检查结果和现有方案的治疗效果，根据用药指南和临床路径，推荐适宜的药物治疗、手术治疗、辅助治疗等治疗方案。

(3) 物联网监测

医疗物联网监测是指在标准和交互通信协议的基础上，利用射频识别技术、传感器技术以及定位技术等，结合先进的通信网络设施、移动终端等设备感知患者的生理指标以及周边环境数据，进而实现对患者生命特征参数的连续性、实时化监测（如图2-5所示）。其基本特征如下：

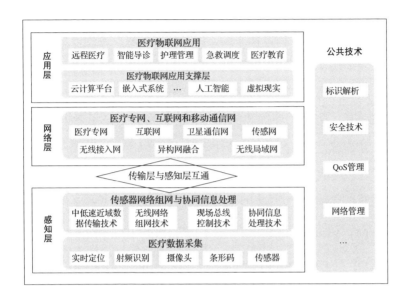

图2-5 医疗物联网监测体系架构

全面感知。利用无线射频识别、传感器、定位器和二维码等技术途径随时随地对患者进行信息采集和获取。

可靠传递。感知系统通过医疗专用网络远程采集患者实时生理数据，实现信息的交互和共享，便于医护人员结合患者的基本状况进行有效处理。

智能处理。借助云计算、模式识别等智能计算技术，对传感设备接收到的海量数据和信息进行分析处理，提升对疑难杂症患者生理数据变化的洞察力，辅助医护人员实现智能化的决策和病情诊断。

生命体征采集与健康数据监测是物联网在医疗领域的典型应用，在提前发现生命体征异常、预防意外事故发生等方面发挥着十分重要的作用。中科慈航为了满足医护人员日常护理工作的需要，研发出了先进的"五维智能感测技术"，配合慈安通胸卡、普通手环、防拆手环等智能标签，能识别并记录患者的起夜次数、运动量、心律、呼吸等体征数据。护理人员通过查看物联网监测平台的数据，可以提前预判和干预患者可能出现的意外情况，进而降低患者意外事故发生的概率，提高医院的整体护理水平。

（4）VR 教学

VR（Virtual Reality，即虚拟现实）是指通过多媒体技术结合仿真技术营造视觉、听觉、触觉一体化的虚拟环境，使用户以自然的方式与虚拟环境中的客体进行体验和交互，进而产生身临其境的感受和体验的一种技术。国内的三甲医院承担着"看病"和"育人"的双重任务，除了要完成救死扶伤的社会责任外，还要为我国的医疗体系培养更多优秀的医务人才。用于教学示范的医学模拟中心，通常包括 ICU 病房、手术室、治疗室等。对于医院而言，承载这样一个"模拟医院"不仅需要巨额的前期投入，而且后期的设备维护、保养、耗材也投资不菲。近年来，我国持续推进计算机信息技术与医院教学工作的深度融合，大力推动互联网、大数据、人工智能、虚拟现实等新兴技术在教学和管理中的应用，打造适应学生自主学习、自主管理、自主服务需求的智慧课堂、智慧病房、智慧医院。相比于传统教学，VR 技术在医学教育中的特点有：一是 VR 技术可以提供有效的手术直观观摩，进而增强记忆；二是 VR 技术可以帮助年轻的规培医生和医学生在模拟的环境里进行细致的医学观察。图 2－6 为年轻的规培医生通过 VR 在观摩学习。

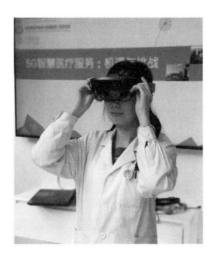

图 2－6　年轻的规培医生通过 VR 在观摩学习

对于外科医生而言，VR 技术可以帮助其在虚拟环境中练习手术操作，同时还会把这些虚拟图像变成"全息影像图"。在手术过程中，这些"全息影像图"可以覆盖在患者需要做手术的真实部位，让医生更加清晰地看到自己正在动手"切"的位置和深度。VR 技术在医学领域的应用，使手术过程更加可视化。借助 VR 技术，医生对于手术的把控更加精准，特别是青年医生也可以训练出精湛的外科手术技术。

对于学生而言，VR 技术支持医疗专业教学、护理科系统实训、学生实训考核等多项功能，可以实现模拟透视环境下的人体图像解剖，使学生对不同投照体位的解剖影像的理解更直观、更深刻。VR 技术的出现让医疗教学变得更廉价、可定制，在避免出现医疗事故的同时，可以更好地提高学生的技能熟练程度和教学实训效率。

（5）教学查房

教学查房是临床实践教学的重要环节，是培养医学生临床能力的有效途径（如图 2-7 所示）。教学查房的目的在于促进实习生掌握病史采集、体格检查、病情演变、辅助检查结果分析、医嘱、病程记录以及与患者的沟通技巧等临床工作基本规范与程序，提高其临床思维能力和临床实践能力，促进医学生把理论知识转变为实际临床工作能力，促进实习医生向临床医生的过渡；同时，提高临床医生的教学水平和临床工作能力，实现教学相长。然而，在传统的教学查房模式中，实习生未能预先了解患者

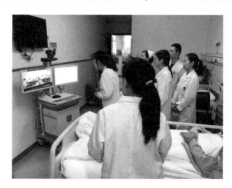

图 2-7　专家正在开展教学查房工作

的基本病情、检查报告，导致进入诊断学习状态缓慢；在病房逗留时间过长，影响病房内患者休息；还可能在一定程度上加重患者的感染概率，特别是对于重症 ICU 病房的患者；病房内的医生未能了解实习医学生个体现场教学的接受程度。

教学查房系统借助现代互联网技术、无线网络技术以及视讯传输技术，通过接入医院 HIS、PACS 等系统调入患者电子病历、检查检验报告、护理记录等信息，实现医学生提前参与查房环节知识的学习和患者病情的诊断工作，进而提高病房管理水平和教学查房质量。

查房医生登录教学查房系统创建教学查房工程后，录入患者入院病历和信息，上传学习资料，设置教学查房目的，并布置学习任务。医学生登录系统后，通过分析患者入院的电子病历和检查检验报告，结合老师提供的学习资料，对该患者的病情进行初步诊断并提交学习报告。查房医生登录系统批改学习报告后，给出科学的诊断建议。学生需要每天记录患者住院期间的每日病程以及治疗方案，进而在现场查房时快速进入状态，与老师深入讨论疾病机理、治疗方案以及改进措施。

（6）科研协同

科研协同是指科研队伍中的不同个体、不同团体为完成同一科研任务，按照工程分配计划协同合作的劳动形态。医学研究是一项复杂且艰巨的团体活动，团队之间的合作模式直接关系到科研任务完成的质量和效率。传统的科研模式相对分散、缺乏组织性，在某种程度上类似于个体开展的"自由研究"，特别是以科室或医院为中心单一组建的研究团队，与其他医疗机构或者生物医疗公司等的科技合作较少，忽视了整合各方资源寻求更大发展的可能，难以实现医疗资源优势互补。

科研管理是整个医院管理工作中的一个重要组成部分，是提高医院科研水平、促进医院可持续发展的重要保证。随着现代科学研究的持续深入以及互联网技术的飞速发展，为了提高医疗机构科研工作的协同性、开放性、全面性以及系统性，科研协同系统应运而生。科研协同系统对科研人员而言是知识管理系统，对科研机构而言则是团队科研协作系统，致力于为研究型高校、三甲类医院、国家重点实验室等专业研究型团队提供科研协作服务。

科研协同系统为科研人员提供文献笔记、实验记录等资源的便捷管理，支持文献订阅、参考文献自动生成以及电子书自动形成等功能，并增加了 RSS（Really Simple Syndication，简易信息聚合）阅读器、知识卡片、团队协作、科学社区等功能。参考文献管理的核心功能是在论文写作时自动生成参考文献。RSS 阅读器可以订阅个人关注的期刊的新文章、专家的新成果和博客。知识卡片功能可以把看到的任何有价值的内容保存为知识卡片。团队协作功能方便成员在团队中分享个人文献，实现各管理机构知识库建设以及团队科研协作和个人知识管理的统一，特别是加强医院与高校的团队协作，积极探索高校基础研究与医院临床研究的结合点，通过基础研究推动临床实践，促进基础科研向临床转化并为临床服务。科学社区功能支持提出医疗研究问题，团队成员为解决疑难问题集思广益，完善科研工作的传帮带机制，培育新的医学人才，促进科研工作健康、稳定、可持续发展，不断提升医院的科研实力和核心竞争力。

（7）患者随访

患者随访是指医院或医疗保健机构对曾在医院就诊的患者以通信或其他方式，定期了解患者病情变化和指导患者康复的一种观察方法。随着互联网技术以及人工智能技术的快速发展，将慢病患者的随访管理与互联网医疗相结合，构建一种实时性、长期性、跨地域、易操作的随访模式，是合理利用优质医疗资源、改善患者就医体验、减轻患者经济负担的重大举措。

如图 2-8 所示，原则上患者随访系统是集患者数据采集、随访管理以及数据挖掘功能于一体的医患服务系统。借助该系统的便利性，医院可以通过网络、电话以及短信等方式对出院病人或慢病患者开展医疗追踪服务。例如，科大讯飞最新研发的智能语音核心技术和智能外呼平台，充分运用大数据、云计算、人工智能等技术优势，将患者随访管理与 AI 技术相结合，制定个性化随访方案。通过虚拟机器人智能外呼代替人工拨打电话，由 AI 语音客服模拟对话场景、真人式语音通话、标准化流程执行随访工作、智能化完成在线语音交互、实时录音转文字，支持每小时 AI 外呼达 5000 人次。

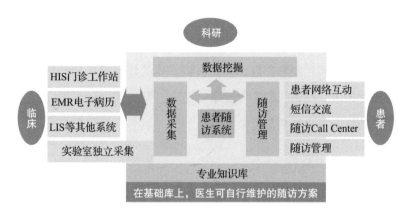

图2-8 患者随访系统

系统中的随访数据来源于两个方面：一是通过在线的医院临床系统接口，根据病人的随访方案，自动采集和导入相关的随访数据；二是针对特殊的随访表格，由随访医生对病人的实际病情进行采集和录入。通过患者随访系统，医生可以及时了解患者的病情变化并给予治疗建议，对病情复发和恶化的病人可以快速安排其重新住院治疗。这个系统方便医生对病人跟踪观察，了解远期疗效以及新技术的临床应用效果，积累临床救治经验，有利于科研工作的开展和临床业务水平的提高。对于民营医院，为了防止患者流失，在提高自身医疗水平的同时，也迫切需要提升医院对病人的服务水平。而借助患者随访系统，可以规范随访工作，提高随访效率，增加医务人员对患者的亲和力，加深病人及家属对医生的信任。此外，患者随访系统为慢病患者提供了多样化的辅助服务，如复诊智能提醒、用药智能提醒、随访互动、康复指导、健康记录、医疗查询等，帮助患者实现自我康复与健康管理，帮助医院完成针对居家患者的服务延伸，在提高了患者就医满意度的同时也提升了医院美誉度。

2.3 面向患者的"智慧服务"

面向患者的"智慧服务"是智慧医院建设的重要内容。它是指医院针对患者的医疗服务需要，应用现代化信息技术，为患者提供在线咨询、预约挂号、智能导诊、智慧门诊、报告查询、药事服务、便捷支付等服务，实现预防、治疗、康复的线上线下、院内院外一体化的智慧医疗健康服务理念。它可以改善患者的就医体验，加强患者的信息互联共享，提升医疗服务的智慧化水平。

为了指导医院以问题和需求为导向持续加强信息化建设、提供智慧服务，2019 年 3 月，国家卫生健康委组织制定了《医院智慧服务分级评估标准体系（试行）》，随后确定了诊前服务、诊中服务、诊后服务、全程服务以及基础与安全 5 个类别共 17 个评估项目。针对应用信息系统提供智慧服务的二级及以上医院，结合医院应用信息化，从为患者提供智慧服务的功能和患者感受到的效果两个方面，采用定量评分、整体分级的方法，综合评估医院智慧服务信息系统具备的功能、有效应用范围、技术基础环境和信息安全状况。这个标准体系旨在引导医院沿着功能实用、信息共享、服务智能的方向，建设完善的智慧服务信息系统，使之成为改善患者就医体验、开展全生命周期健康管理的有效工具；建立完善医院智慧服务现状评估和持续改进体系，评估医院开展的智慧服务水平；明确医院各级别智慧服务应当实现的功能，为医院建设智慧服务信息系统提供指南，指导医院科学、合理、有序地开发、应用智慧服务信息系统。

（1）在线咨询

近年来，随着医疗信息化的高速发展，大数据与人工智能技术日益成熟，互联网健康咨询服务正在由试点应用走向大规模普及。在线健康咨询服务系统是指利用健康大数据与人工智能技术，根据患者实际需求，通过健康社区、健康论坛、健康 APP 等方式实现医生与患者的一对一交流，向患者提供疾病预防、治疗建议、康复指导的一种新型服务形式。

随着生活水平的持续改善以及居民健康意识的不断增强，我国医疗卫生服务的发展正在由疾病治疗向疾病预防和康复管理转变。由于患者对所患疾病缺乏正确认识，对医疗机构缺乏充分了解，在实际就医过程中不可避免地出现了"有病乱求医"等现象。如果患者在就医之前就获得了专业咨询和指导，那么就医的准确性就会大幅提高。针对自身状态不适或患有特殊疾病的来访者，在线咨询服务系统可以根据患者症状特征智能匹配并安排专科医生。患者也可以通过语音、文字等交流方式，向远端医生描述病症、商讨病情、寻求诊治方案。

2020 年 2 月 1 日，北京医学会正式宣布开通"北京市新型冠

状病毒感染肺炎在线医生咨询平台"。在疫情防控期间，通过该
平台千余名北京医生接续排班，7×24 小时面向广大市民提供在
线健康咨询服务，让市民足不出户就可以获取疫情防治知识和医
生在预防、就医等方面的专业指导。图 2-9 为微医互联网总医
院在疫情期间为广大市民提供的在线健康咨询服务平台。同时，
同济医院、南京鼓楼医院、惠州第一人民医院等均上线了"发热
门诊"线上诊疗。在实体医疗资源紧张之际，线上平台的出现极
大地缓解了医院压力，在稳定患者情绪、控制疫情等方面发挥了
极其重要的作用。

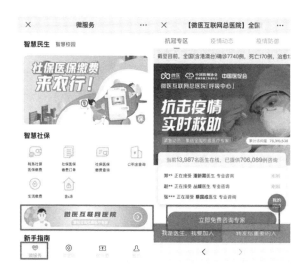

图 2-9　在线健康咨询服务平台

(2) 预约挂号

医院预约挂号系统是指医院利用热线电话、手机 APP、自助

挂号机、第三方服务网站等渠道方便患者预约看病所用的智能服务系统。2009年，原卫生部在《关于在公立医院施行预约诊疗服务工作的意见》中强调：预约诊疗服务工作是公立医院以病人为中心开展医疗服务的重要改革措施，对于方便群众就医、提高医疗服务水平具有重大意义。预约挂号系统的推广方便了患者进行就医咨询，提前安排就医计划，减少候诊时间，也有利于医院提升管理水平，提高工作效率和医疗质量，降低医疗安全风险。预约挂号系统的功能如下。

获取号源和发布。从 HIS 或医院号源系统自动获取号源，在各个预约挂号渠道发布专家和医生的挂号信息。

HIS 排班同步。定期同步医院 HIS 排班，与系统排班进行对比筛查，及时查找问题并纠正医生排班信息，保障预约服务质量，避免医患纠纷。

窗口站和窗口预约。为医生站、窗口提供独立预约挂号和复诊预约界面程序，工作人员可以直接为患者进行挂号操作，包括预约挂号、复诊预约和加号等。

渠道管理。向医生站、挂号窗口、自助挂号机、挂号 APP、第三方服务平台等预约挂号渠道提供预约接口，实现多渠道统一预约服务和管理。

订单管理。对预约订单进行全流程管理，包括订单生成与取消、缴费状态跟踪记录、患者就医提醒、取号报到、状态记录以及订单状态查询等。

预约统计。对预约挂号、复诊预约的订单进行多维度统计分析，提供预约用户、预约科室、预约渠道订单数量、各个渠道爽约率、订单状态多维度数据统计等功能。

（3）智能导诊

随着物联网时代的到来，大数据、人工智能、移动边缘计算等技术与医疗领域移动终端深度融合，智能导诊系统在医疗机构日常门诊工作中得到普及和应用。2018 年 8 月，人工智能导医导诊机器人"晓医"在天津医科大学总医院空港医院大厅正式上岗。"晓医"采用人机智能交互技术，可通过语音、图像、手势等自然交互方式与患者交流，还能与人进行眼神交流、肢体交互，实现院内的鉴诊导诊、辅助检查、定位导航等功能，不仅减轻了医护人员的工作负担，而且改善了病人寻医问诊的就医体验。

自助导诊。智能导诊系统可以根据患者的性别、年龄、不适部位及其常规症状，自动对比本地数据库，根据相似度快速匹配可能患有的疾病种类以及相应的诊疗科室和专家信息。当病人描述的症状过于模糊、不够规范时，智能导诊系统会借助 MEC（Mobile Edge Computing，移动边缘计算）服务器，通过系统性的疾病归类算法来确定病人潜在的疾病种类，方便病人后续定向接受医院规范化的诊疗服务。

辅助检查。智能导诊系统以机器人为载体为病人提供友好的操作界面，支持手动输入、语音交互等信息录入方式。根据患者提供的症状信息，再通过体温传感器、心率传感器以及血氧传感器进一步采集患者的生理数据，以辅助医生做出准确有效的判断，不仅减少了患者排队等待的时间，还提升了疾病诊断的准确性。

定位导航。基于院内空间结构和科室分布状况，借助室内定位管理系统和人员定位管理系统，实现全覆盖、高精度的手机语音导航、路径规划、位置共享、反向寻车等功能，为前来就医的患者提供更具人性化的医疗服务。通过手机 APP、微信公众号、小程序等途径，根据医院提供的科室信息智能规划导航路线，引导病人前往目标科室。

（4）智慧门诊

医院智慧门诊特指在医院使用的分诊排队叫号系统和多媒体信息发布系统，可实现排队叫号、健康宣教、自助信息查询等功能。目前，我国部分三甲医院的门诊空间相对狭小，就诊环境嘈杂，现行叫号模式效率较低，易造成候诊秩序混乱。因此，为提高医院的整体服务质量，充分利用医院信息平台的开放性和互动性，顺应国家医疗卫生改革政策以及医院自身发展的内在需要，智慧门诊系统应运而生。2019 年，淄博市妇幼保健院新院区开通智慧预防接种门诊服务。依托智慧门诊信息系统，工作人员在接种前采用无纸化告知的电子签核形式，实现了智慧化的知情同意，各服务窗口上方悬挂一体显示屏，公示等候呼叫信息及接种信息，避免了家长排队等候、接诊台前拥挤、留观时间难以保证等问题。

排队叫号。医院智慧门诊系统具有一级、二级分诊排队模式，在科室候诊区进行首次分诊，在诊室门口进行二次分诊。通过分诊显示终端，系统可使病人做到对就诊时间心中有数，避免出现病人因拥堵排队产生急躁情绪，有效地解决病人就诊时排队无序、医生工作量失衡、就诊环境嘈杂等问题。

健康宣教。多媒体信息发布系统是一个用于数字化媒体内容发布与播放的专业系统。该系统可以代替张贴海报、播放文件等传统的宣传方式，将需要宣传和发布的内容以数字化的方式编辑制作出来，然后通过网络化的方式传输到指定的终端设备上进行播放，并以信息化方式进行集中管理，以达到信息内容指定发布、实时更新和集中管理的目的。

信息查询。通过门诊大厅的医生出诊排班显示屏、自主一体机，可查询医院介绍、科室介绍、专家介绍、科室所属楼层等信息内容。内容实时更新，患者可以实时查询详细的专家出诊信息，还可以了解专家剩余的挂号数量。

(5) 报告查询

患者个人或体检单位在检查结束后往往几小时或数周以后才能在医院领取到检查报告，若有问题和疑惑还需要再次排队挂号、寻医问诊，这种现象严重制约了智慧医院理念下居民医疗健康信息互联互通、医疗机构资源共享的发展。

互联网信息技术与健康服务业的发展正呈现快速融合的趋

势，为了提高医院体检报告查询的时效性、便捷性，越来越多的医疗机构正大力发展健康报告查询系统。医院出具检查报告后，该系统关联微信小程序后会第一时间推送消息，免去了漫长的纸质报告等待时间，并且无须再去体检中心或者等待邮寄纸质报告。如图 2 - 10 所示，体检者通过手机就可以随时随地轻松快捷地查询和了解体检结果，包括体检者的基本信息、各科室检查结果、动态影像信息、阳性发现与防治意见、疾病诊断及建议等信

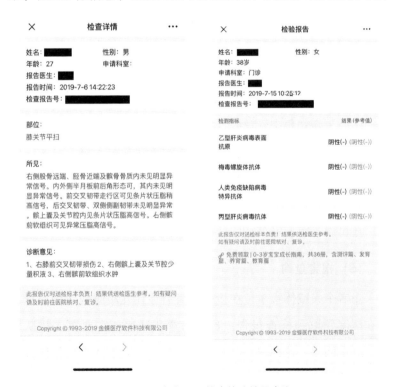

图 2 - 10 　移动 APP 检查检验结果查询

息。体检者和经授权的医师还可以在手机、平板电脑等移动终端查阅高分辨率 CT 薄层扫描图像资料和其他健康数据，弥补胶片和图片报告的不足，有效地降低医师的误诊率，减少医疗事故发生。针对会员，其电子体检报告以及上传的影像报告可以永久免费存储在云平台上，用户可以随时随地查看或者管理报告内容。

（6）药事服务

药事服务是指向患者提供合理、安全的用药方案以及相应的药品供应保障服务。随着我国医疗体制改革的深入进行，人们的健康意识和法律意识普遍提高，越来越多的消费者开始要求有用药知情权和用药选择权，对药事服务也提出了更高的要求。药事服务不再是一种简单的药品调配、分发，而是为病人提供直接、有责任的标准用药服务。优良的药事服务能够减少由于用药不合理造成的不良后果，减少不必要的损失和资源浪费。而且结合电子化、信息化的药事服务系统，可以帮助医院为患者提供完善的诊后用药服务，减轻药师工作压力，提高患者用药依从性，还可以为医院采集随访及不良反应的监测数据。

用药指导。根据处方指导合理用药时间和给药方式、提供药物使用间隔、展示常见不良反应及应对策略，辅助药师指导患者正确用药。

患者教育。包括常见用药问题解答、个体化疾病护理指导，同时支持在线咨询药师服务，有效解决患者用药困惑。

用药管理与登记。科学安排用药时间、闹钟提醒和记录用药，对用药情况全掌握，提高患者用药依从性，同时系统还具备处方药销售登记功能。系统可以保存顾客上传的处方详细信息，内容包括：顾客信息（购买人姓名、年龄、性别等）和药品信息（药品名称、批号规格、用药剂量、生产厂家、处方来源等）。

用药随访 + 满意度采集。自动随访用药疗效、监控不良反应症状，同时收集患者用药满意度，形成诊后服务与评价的闭环体系。

(7) 便捷支付

常见的便捷支付平台有支付宝、微信等。随着智能手机的普及，便捷支付平台借助互联网技术、计算机通信技术等，实现患者在医院就诊挂号、常规检查、住院治疗等缴费过程中的无现金交易。

便捷支付平台接入医院的 HIS，医生根据患者的症状开具医药用品和检查项目后，患者可以通过移动平台输入身份信息获取对应条目的费用清单，扫描支付宝或者微信条码进行支付，随后患者支付成功的信息便会快速、安全地反馈到 HIS。对于患者而言，便捷支付平台使病人在家中拿起手机即可实现远程挂号付费，到达医院就可直接就诊，不再需要起早贪黑去医院排队等待，节约了病人的排队等待时间，提高了病人就医的满意度，同时还打击了"号贩子"加价贩卖"专家号"的行为，改善了患者的就医体验。对于医疗机构而言，便捷支付的出现提高了收费窗口的工作效率，缓解了就医人流带来的压力和风险，提升了服务水平。另外，门诊、住院收费流程的简化，有效地提高了医院的运营效率，降低了财务的管理成本。

医院门诊缴费系统的便捷支付方式，如图 2 - 11 所示。

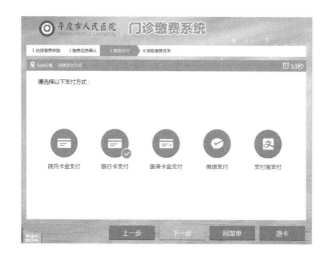

图 2 - 11　便捷支付方式

2.4　面向医院的"智慧管理"

面向医院的"智慧管理"融合了现代化管理理念和服务模式，支持医院在运营管理上数据互通、信息互联、调度有序、精益可靠，实现医院"人财物""医教研""护药技"管理的科学化、规范化、精细化、信息化、智能化，打造可持续发展的公共服务支撑能力。

智慧医院采用面向合理流程的扁平化管理模式，应用于医院的患者管理、员工管理、设备管理、信息安全监测与管理等领域，转变医院现有的运行和管理模式推进医院全面实现管理的实时性、可视化、人性化、自动化、精准化，最大限度地发挥医院资源的效能。"智慧管理"借助物联网、大数据以及人工智能等技术，整合现有的基础设施资源，实现医疗数据整合、智能驾驶舱、智慧病房、智慧后勤、智慧安监、智慧 OA（Office Automation，办公自动化）等应用。

(1) 数据整合

数据整合是共享或者合并来自于非单一医疗应用的数据，创建一个具有更多功能的医院应用的过程。数据整合平台的总体目标是将医院不同系统的数据通过关联、整合等方式建立一个完整统一的数据分析平台。目前医院信息化还处于各自开发、各自建设的阶段，而医疗数据却纷繁复杂，包括了业务流程、财务、药品、设备、耗材、医疗质量、临床等各种数据。为了充分挖掘数据库中医疗数据的临床价值，医院采用数据整合技术，充分整合医院内部各类异构信息系统的数据资源，解决医院信息孤岛问题，实现信息共享化。

医疗数据集成整合平台（如图 2 - 12 所示）能够整合患者历次门诊、住院和体检记录；支持所有临床数据查看：病历、医嘱、处方、检查数据（DR、CT、MR、超声、内镜、心电图等各类原始数据）、检查报告、检验报告、手术记录；支持深度分析，集合多视角视图，提供数据比较与统计。该平台是基于医疗标准在异构系统接口间建立信息通道，并通过信息转换和信息路由来解决医院异构信息系统之间的互操作问题，为医院信息化建设提供数据基础。针对医疗信息化建设长期被厂商"捆绑"的痛点，兼具标准化、开放式、高度可扩展的医疗数据集成整合平台，通过对集成引擎、数据中心、接口访问等一系列功能的一体化管理，"把访问信息的权利交给真正需要信息的人"，真正意义上解决了信息集成整合的问题，为构建医疗大数据提供了技术保障。

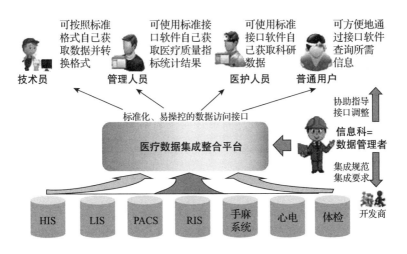

图 2-12　医疗数据集成整合平台

（2）智能驾驶舱

医院智能驾驶舱是面向医疗服务机构，并为其构建规范化、标准化、智能化的管理流程，为医院管理层提供一站式决策支持的管理信息系统。它以驾驶舱的形式，通过各种常见的图表（如速度表、音量柱、预警雷达、雷达球等）形象地标示医院运行的关键指标、直观地监测医院的运营情况，并对异常的关键指标进行预警处理和挖掘分析。医院智能驾驶舱具有直观性、灵活性、方便性、全面性和多维性等特点，它不仅是医疗机构完善的管理工具，为医院建立科学、全面的评价体系，而且还是强大的决策工具，可以提升医院管理层的智慧决策能力。

医院智能驾驶舱旨在通过 BI（商业智能）技术对医院经营数据进行分析，从由纷繁复杂的临床数据、财务数据和运营数据构成的数据海洋中提炼数据，从医院价值层面建立统一的管理应用分析体系，做到一项数据只有一种解释，全面提升医院智慧管理和经营决策的响应能力。医院智能驾驶舱整合医院的数据资源，建立统一的数据服务平台，满足各应用的数据资源调度需求，提升医院的数据服务管理能力，做到数据来源可追溯、去向可追踪，满足各级机构、各条业务线、各个部门的战略、战术及操作层面的数据需求。

结合人工智能、云计算等新型技术，智能驾驶舱可以发现数据背后的商业价值，在提升医院管理水平的同时，还可以发现新的营销方式及利润增长点，构筑医院新的核心竞争力。智慧医院需要一个智能化的经营分析系统，从而实现流向数据采集信息化，控制投入产出比，提高患者满意度，并进行多维度的管理数据分析，为领导的决策提供更为全面、客观和准确的技术支撑。

(3) 智慧病房

智慧病房建设的核心思想是以人为本,其受益者不仅是患者,也包括医生和护士。智慧病房为医护工作者提供智能的工作环境,为患者提供更加安全、可靠、个性化的治疗服务。

智慧病房系统融合了互联网、人工智能以及物联网技术,可以实现医疗数据的高效采集和智能处理,帮助医院优化护理流程,提升护理质量,改善患者就诊体验。其整体思路是移动护理信息系统、护理管理系统、健康宣教系统、电子护理白板等护理相关应用数据的互联互通与护理业务的深度整合,实现了病房、护士站的闭环管理。智慧病房系统,通过病房各个场景的智能交互屏,实现患者信息的一触即达,从而提高护理工作效率;通过各种智能传感设备,获取患者的血压、血糖、心电、呼吸等生命体征及护理大数据,实现精细化护理。如图 2 - 13 所示。

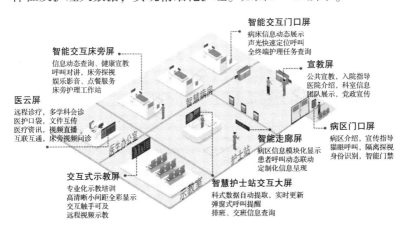

图 2 - 13 智慧病房系统

智慧病房系统根据患者病情发展和治疗过程提供个性化的随访管理、宣教推送、注意事项提醒等，为患者提供个性化、精细化的护理服务。医护人员可以随时随地查询、核对、记录患者的各项信息，改进流程，减少护士的工作量，让护士有更多时间专注于护理服务，既保障了患者安全，也提高病房的智慧化运营效率。

（4）智慧后勤

医院后勤管理工作是医院物资、总务、设备、财务、基本建设工作的总称，涉及衣食住行、水电煤气、物流传输、消防安全、冷热控制等方方面面。医院后勤作为医院的重要组成部分，其服务质量、工作效率以及管理水平将直接影响医院以患者为中心的服务理念。随着科学技术的不断进步以及医疗水平的持续改善，维护医院正常运营的后勤设备与服务系统层出不穷，医院后勤管理工作的范围也越来越广，这对后勤工作人员的管理能力以及专业水平提出了更高的要求。现阶段医院后勤工作主要存在以下问题：观念落后，缺乏科学系统的管理意识；医疗物资使用与库存走向不明确且管理混乱；服务需求与成效管理不明确，部门交叉管理，临床服务满意度不高；医院设备管理缺乏系统性、计划性、规范性，设备运行缺乏系统化的能效分析。

智慧后勤管理云平台是集成现代通信、物联网以及智能控制等技术，对医院后勤支撑保障体系的相关设备和医院常规运营业务的动静态数据进行定期采集、智能处理以及深度分析，并基于此建立的集医院网络报修管理、服务监督管理、车辆和车位管理、资产管理、能耗监测、安防监控等功能于一体的运维管理平台（如图2-14所示）。医院通过智慧后勤管理云平台实现了医院系统设备实时监控、资源清单科学统计、能源消耗智能分析、故障高效反馈和维修。后勤智能化管理、精准化运维以及标准化服务的有机整合，使得各项工作的开展进入一个良性循环、持续改进的滚动圈。

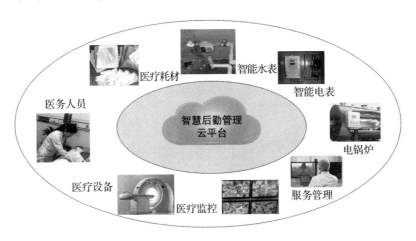

图2-14　智慧后勤管理云平台

（5）智慧安监

安监部门作为医疗机构的安全管理部门，包括对医护人员、医疗设备、电力设施以及信息系统等领域的监控管理。智慧安监平台的核心理念是安全管理智慧化，即通过本系统建立的各种数据模型与传感器采集的计算数据，借助物联网、人工智能以及云计算等技术实现对人员不安全行为和事物不安全状态的实时监控，从而迅速、灵活、正确地采取有效的解决方案。智慧安监系统包括门禁安全监控模块、消防预警安全监控模块以及网络信息安全监控模块等（如图 2-15 所示）。

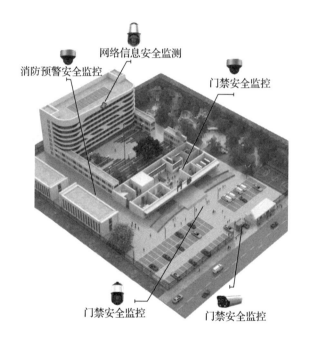

图 2-15　智慧安监系统

门禁安全监控模块提高了医护人员进入医院的安全标准，门诊入口处引入了门禁控制系统，监测就诊患者是否携带危险物品；对于医院特定区域，工作人员必须持有效身份证件刷卡才能进入。否则，将按照预案实施，向安全监测中心发出报警信号，安监系统自动弹出报警点的电子地图和图像。

消防预警安全监控模块通过安装在医院各科室间的多种传感器和现场检测装置，借助先进的 5G 网络将被监测场所的消防设施运行状态、故障、报警、动作等信息实时传送至云服务平台，并根据相应安全策略，将事件简报传送到安全监测中心或以短信的形式发送到相关责任人的手机上，将故障消灭在萌芽状态。

网络信息安全监控模块能够将抽象的网络和系统数据进行可视化呈现，从而对网络中的主机、安全设备、网络设备、应用软件、操作系统等整体环境进行安全状态监测，帮助用户快速掌握网络状况，识别网络异常、入侵，把握网络安全事件的发展趋势，感知网络安全态势。

（6）智慧 OA

近些年，随着医疗机构组织流程的不断优化和改进，以及互联网医疗技术与应用的创新和提升，医院智慧 OA 系统正迎来全新的面貌。借助办公门户、信息交换、公文传输、传输加密、业务协同机制工作流以及辅助决策等技术，智慧 OA 使医院员工可以方便快捷地共享信息、高效协同工作，并可以实现迅速、全方位的信息采集与处理。图 2 – 16 为办公自动化 OA 系统的登录界面。

相比于传统的审阅方式，智慧 OA 系统通过处理收发办公文件、共享医疗信息资源，能够节省大量纸张、降低医院办公成本。医院领导可以直接在智慧 OA 系统上审阅、修改电子文档，缩短了文件审阅的周期，降低了纸质文件遗失的可能性。

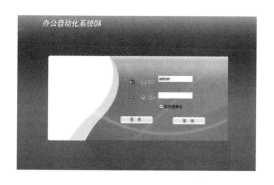

图2-16 办公自动化OA系统的登录界面

　　智慧OA系统中的信息管理、会议提醒以及通知公告等功能板块是各科室信息资源共享的平台，医院员工可通过智慧OA系统及时了解全院的最新动态，方便各科室之间的交流与合作。与此同时，该系统强大的智能检索功能可以方便员工快速查询相关文件材料，进而提高医院的办公效率。

　　智慧OA系统的信息传递、日程安排等功能模块，可以很好地提高员工之间的协作效率与沟通能力。为了有效减少人员聚集，阻断疫情传播，更好地保障医院在特殊时期能够顺利开展工作，通过智慧OA系统进行文件收发、信息传递以及防控工作部署，大幅度地提高了疫情防控应急指挥调度效率，最大限度地减少了工作人员的聚集，节省了人们路途奔波的时间。智慧OA系统借助先进的计算机网络信息技术，实现了医院高效、安全、规范地处理办公业务的诉求，提高了工作效率和服务质量，全面体现了医院办公自动化、智慧化的理念。

第 3 章
智慧医院的整体架构

3.1 智慧医院整体架构设计

3.1.1 智慧医院的建设目标

目前，大多数的医院信息化系统都是按照业务流程、部门运营的需求独立进行设计的，这导致医院同时存在几十或上百个独立的系统，且各系统的业务分割明显、条块化突出，致使基础数据缺乏统一管理、异构系统各自为政、数据不一致不互通。现存的主流医疗信息化发展模式已无法支撑医院运营分析和管理决策的要求，对决策层支持不得力，甚至还会因为系统过多导致管理者"致盲"，具体表现在：数据不能共享，形成信息孤岛；数据准确性不高，有数据不能用；统计结果不一致，有数据不敢用。

要解决这些问题，必须从医院最核心、最本质的组织、人员、资源、业务、管理制度的梳理与分析入手，构建智慧大脑，形成医院智能管理数据模型和各类知识库，建立智能感知、智能预警与智能管理控制体系。智慧医院通过信息集成及通信协同实现人、物、系统之间的高效协同，打破医院内部以及各个医院之间的"信息孤岛"现象。智慧医院的建设路径和思路与各行业的数字化转型路径一致，即实现医院数字化转型、智慧化升级，其建设目标如下：

一是更精准的智能医疗服务与保障。智慧医院系统通过多种渠道自动获取和交换各种类型的临床数据，以主动地管理和提供有预防性和治疗性的医疗服务。该系统能够实现患者疾病与医生专业擅长之间的精准匹配，也可以方便、快捷地获取对应的优质医疗资源，打破医疗资源区域性及时效性的局限，极大地提升患者的医疗服务获得感。

二是更透彻的智能感应与度量。智慧医院系统打破了信息之间的壁垒，将个人与各方整合为一体以进行更智慧的决策。对于医务工作人员而言，智慧医院的建设能够为其提供更加智能的工作流程，可以帮助其提升工作效率、规范诊疗行为、保证医疗安全、提高医疗质量、增强临床服务能力。

三是更深入的智能洞察与决策。智慧医院系统持续分析信息，以满足医院不断变化的需求，优化绩效，整合预测模型，通过科学、深入、智能地对医院数据进行挖掘和分析，形成全方位、多层次、多维度的运营数据分析报告，助力医院精准管理，提升人力、物资、设备等医院资产的运营效益。

3.1.2 智慧医院的整体架构

智慧医院的根基是"业务网络协同和数据智能"，成功的关键是构建好医院信息化的智能神经中枢，形成医院的"高智商"大脑系统。智慧医院的整体架构主要包括服务门户、医疗大数据中心、医院业务中心、基础设施、安全保障等。其中，医疗大数据中心和主数据管理系统等共同构成了数据中台，可以实现全院数据仓库规划、临床数据规范定义和临床数据运维监控等功能。各类在线的医疗业务应用和业务中台共同组成了医院业务中心。技术中台、数据中台、业务中台等核心内容共同组成了智慧医院的大脑。智慧医院的整体架构如图 3-1 所示。

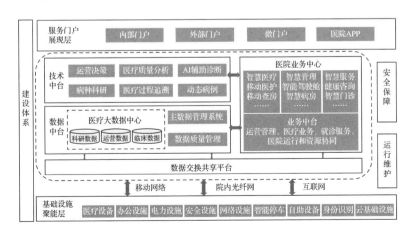

图 3-1　智慧医院整体架构图

1）服务门户包括内部门户、外部门户、微门户和医院 APP 等，它既是智慧医院的展现层，也是医生患者相互连接的外在部分。

2）基础设施包括医疗设备、办公设施、电力设施、安全设施、网络设施、智能停车、自助设备、身份识别和云基础设施，是智慧医院的聚能层。通过移动网络、院内光纤网和互联网可以与数据交换共享平台进行交互。

3）技术中台为医院业务中心提供各类技术支撑，包括运营决策、病种科研、医疗质量分析、医疗过程追溯、AI 辅助诊断、动态病例等多个部分，这些部分就是智慧医院的大脑神经中枢。

4）医疗大数据中心和主数据管理系统等共同构成了数据中台，通过数据中台实现异构系统的数据集成及互联互通，遵循国家和行业标准，参照 CDR（Clinical Data Repository，即临床数据中心）等数据模型，实现全生命周期的医疗数据治理。

5）医院业务中心包含医疗业务应用和业务中台，主要应用于服务层及服务开放层，包括运营管理、医疗业务、就诊服务、医院运行和资源协同，提供业务双向开放的能力，做到内部整合、外部开放；同时，提供了统一支付、统一认证、统一用户管理及消息管理等服务。

3.1.3 智慧医院的建设体系设计

智慧医院的建设体系涉及智慧医院的多个方面，包括标准体系、智慧服务体系、智慧医疗体系、智慧管理体系以及 AI 能力等，如图 3 − 2 所示。

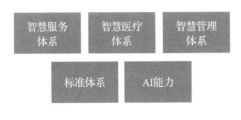

图 3 − 2　智慧医院的建设体系

1）标准体系。遵循信息技术领域、医疗卫生信息技术领域成熟的国际、国内标准体系，借鉴电子病历应用水平分级评价、互联互通标准化成熟度测评的标准，建立一套科学、系统的智慧医院生态建设标准体系，以开放平台为技术依托，支撑医疗机构科学、规范地开展智慧医疗、智慧服务、智慧管理建设，逐步开展智慧医院生态建设。

2）智慧服务体系。基于 HIT 技术，融合云计算、大数据、物联网、移动互联网、人工智能等新兴技术，为患者提供从线上到线下、从人工到自助的覆盖院前、院中、院后的全流程诊疗的智慧医疗服务。通过与实际业务相结合，持续优化医疗服务流程，为患者提供全流程的便捷化、个性化、智能化的诊疗服务，最终形成区域一体化的协同诊疗智慧服务体系，为进一步建立智慧医院奠定基础。

3）智慧医疗体系。完成全院统一的信息集成和临床数据库建设，提供数据全息展示、医院决策支持等功能。通过各个医疗业务过程的数据采集、记录与共享等功能，实现全流程数据跟踪、闭环管理及实时数据核查与管控，构建医疗安全的质量管控及信息共享体系，实现区域协同诊疗。

通过医院信息平台建设，推进系统整合和互联互通，使分布在不同科室和部门的不同信息系统由分散到整合再到嵌合融合，逐步解决医疗信息化建设中的信息孤岛、信息烟囱等问题，打造优质高效协同的医疗卫生体系。以电子病历为核心推进智慧医院建设，实现诊疗服务环节全覆盖，全面提升临床诊疗工作的信息化程度，发挥临床诊疗决策支持功能，提高临床诊疗规范化水平，最终完成以电子病历为核心、基于医院信息平台的智慧医院建设，重构智慧医疗体系。

4）智慧管理体系。引入现代医院管理思想，采用信息技术、大数据、物联网、移动互联网、人工智能等新兴技术，在医院综合运营管理系统的基础上，建设智慧医院运营业务的管控和评价体系。将为患者提供更优医疗服务作为管理核心，优化院内院外药械供应链业务流程，实现医院内部医护、管理、后勤、科研、教学的工作协同，实现基于医保部门、财政部门、患者收费等多种模式的价值补偿平衡。通过人力资源、物力资源、财力资源的合理化配置、高效管理，充分发挥医疗资源的价值。

5）AI能力。集成自然语言处理、语音识别、计算机视觉处理和图像识别、大数据分析和挖掘等医疗领域常用的人工智能技术，构建人工智能的算法库和模型库。借助回归、分类、聚类、关联分析及神经网络等常用的机器学习算法构建人工智能的算法库，其中涵盖了强化学习和迁移学习等新领域的算法。模型库同时提供了模型管理模块，支持模型的持久化存储、导入和导出等操作。在医疗场景中内置了面向疾病的风险预测、健康管理、新药研发、精准手术、辅助诊断、医院管理等多个方向的智能模型，旨在提高智慧医疗行业的准确性和规范性。

AI 技术用以支撑不同的应用场景。AI 能力中心支持使用自然语言处理与理解等技术，对非结构化临床数据进行结构化处理、语义理解、预测建模；通过计算机视觉技术对医疗影像进行快速读片和智能诊断；使用语音识别技术，可以根据患者的症状描述，为患者提供自我诊断、医疗咨询、就诊指导等服务。AI 能力中心的支撑将进一步加速疾病的诊断与预测、临床实验数据的分析与处理，甚至重大疾病与基因相关的研究，以避免效率低下的重复诊治，降低医疗成本，提高医务人员的工作效率，助力实现医疗资源的最优化配置。

3.1.4　关键技术介绍

智慧医院建设是一项极其复杂的工程，其中涉及不同类型的关键技术。这些关键技术相互支撑，发挥着不同的功能与作用。其中的部分核心关键技术如下：

（1）NAT 技术

NAT（Network Address Translation，即网络地址转换）是一个

IETF（Internet Engineering Task Force，因特网工程任务组）标准，允许一个整体机构以一个公用 IP 地址出现在因特网上。顾名思义，通过这种技术，可以把内部私有网络 IP 地址转换成合法的网络 IP 地址。在智慧医院的建设中，各智慧医疗的业务系统需要在公网中对外提供服务，因此，使用 NAT 技术在一定程度上能够弥补公网地址的不足。

（2）DNS 技术

DNS（Domain Name System，即域名系统）是在万维网上作为域名和 IP 地址相互映射的一个分布式数据库，可以让用户更方便地访问互联网。域名或主机名解析就是通过域名得到该域名对应的 IP 地址的过程。通过应用 DNS 技术，可将智慧医院的业务系统网址映射到医院的外网 IP 地址，再由负载均衡等网络设备映射到医院的内网 IP 地址。

（3）虚拟化技术

虚拟化技术通常是指计算元件在虚拟的基础上运行，而非在真实的基础上运行。它可以同时在多个操作系统上运行多个程序，每个操作系统都在一个虚拟的 CPU 或者主机上运行。具体到智慧医院的建设，虚拟化技术可以确保各智慧医院的业务系统在相互独立的空间内运行而互不影响，从而明显提高机房的工作效率。通过这种技术，可以降低智慧医院信息系统的性能损耗。

(4) 大数据技术

大数据技术支持基于传感网络的物联网应用架构，支持各类医疗终端设备的数据采集和利用，支持 MapReduce、Spark、Tez 等大数据分布式计算框架。其中，区块链技术作为底层技术，可以对底层数据进行加密，保障医疗病患隐私数据安全可靠地传输。通过使用多种大数据算法，使智慧医院系统具备大数据存储访问及分布式计算任务调度等功能，结合各种智慧医院业务在临床医学中的探索和实践，为患者提供以数字化为特征、智能化与个性化相结合的诊疗服务，涉及预防、诊断、治疗和护理等健康管理全过程。

(5) 云计算与分布式计算技术

云计算是指通过网络"云"将巨大的数据计算处理程序分解为无数个小程序，然后通过大量服务器组成的系统进行处理分析，并将得到的结果返给用户。在一定的约束条件下，分布式计算使用一个硬件和软件系统处理相关任务，在这个系统中有多个处理器单元、多个并发过程及多个程序。由多个小部分组成一个大程序，连接网络后在计算机上运行。分布式计算和并行计算有点相似，但不同之处是并行计算通常指一个程序的多个部分在一台计算机上的多个处理器上同时运行。异构环境、多样化的网络连接以及未知网络或计算机错误是分布式计算必须处理的问题。此外，云计算强调基于虚拟化等技术，在分布式的硬件环境上提供共享资源服务。通过应用云计算技术和分布式计算技术，可大大加快智慧医院信息系统的计算与响应速度。

3.2　智慧医院硬件架构设计

硬件是智慧医院信息系统得以运行的基础设施，合理、完善的硬件架构能够为智慧医院建设提供有力的硬件支撑。在智慧医院的建设中，其硬件架构主要包括智慧医院数据中心以及医院各个终端设备的建设等内容，而数据中心的建设则是智慧医院建设最基础与最核心的条件。建设合理可靠的数据中心，可以实现院内不同系统之间数据的快速收集与分发，搭建面向院内的智慧医疗数据的"高速公路"，因此在建设智慧医院的过程中需对平台中的数据中心进行着重建设。

3.2.1　数据中心的概念

数据中心是智慧医院的核心工程，也就是通常所说的医院互联网数据中心。通过建立完善的数据中心，可以实现医院的全数据管理，为各种业务提供支持。

互联网数据中心（Internet Data Center，简称 IDC）是指一种拥有完善的设备、专业化的管理、完善的应用的服务平台。其中，设备包括高速互联网接入带宽、高性能局域网络以及安全可靠的机房环境等。互联网数据中心在此基础上能够为智慧医院的业务应用提供服务器托管、虚拟主机、邮件缓存等基础平台服务以及域名系统、数据库系统、数据备份等其他服务。

3.2.2 需求分析

在当前医院信息化建设的过程中，数据中心的建设有很多痛点：数据中心建设未考虑数据分区，缺乏标准和顶层设计；缺乏院内数据集成平台，不同医院信息系统之间数据难以交互；面对大量的宝贵数据，不能进行整合利用，阻碍了临床、管理和科研的发展。

如何利用好大数据是智慧医院信息化建设的核心。智慧医院的数据中台是基于医疗大数据构架的数据中心，它将科研数据、临床数据、管理数据等纳入统一的平台进行管理，整合各类数据，提升数据质量，打破信息孤岛，同时利用大数据分析，为运营优化、质量管理、临床科研等提供决策支持。

另外，随着医院业务的不断丰富，智慧医院包含了各种各样的医疗终端设备，每时每刻都有各种类型的数据产生，而医院内不同的角色需要的数据种类也不一样。例如，医生更加关注临床数据，需要及时查看患者的各项信息；管理人员更加关注医院的运营情况，需要及时进行相应的调整；科研人员更加希望研究某一病种，发现其中的规律；远程医疗岗位人员则更加关注各个阶段的会诊情况。对医院每天生成的大量数据，通过合理的办法建立不同种类的数据中心，既能充分发挥数据的价值，又能满足不同人员的需求。

3.2.3 架构介绍

智慧医院的硬件架构主要包括医院数据中心以及医院各类终端设备，各种终端设备与数据中心不断交互，保障了医院各项业务的正常开展（如图3-3所示）。根据数据类型的不同，智慧医院的数据中心包括临床数据中心、运营数据中心、科研数据中心和互联网医疗数据中心。而各种终端设备则包括移动客户端、手持设备、视频通话设备、护理终端及各种移动设备。

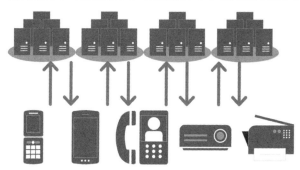

图3-3　智慧医院的硬件架构图

1. 数据中心的总体架构

数据中心系统总体设计思想是以数据为中心，按照数据中心系统内在的关系划分。数据中心系统的总体架构由基础设施层、信息资源层、应用支撑层、应用层和支撑体系五大部分构成，如图 3-4 所示。

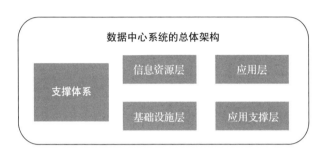

图 3-4　数据中心的总体架构

(1) 基础设施层

基础设施层是整个数据中心系统的底部支撑，包括机房、主机、存储、网络通信环境、各种硬件和系统软件等。

(2) 信息资源层

信息资源层由数据中心、数据库和数据仓库组成，负责整个数据中心信息的存储和规划任务，包含信息资源层的规划和数据流程的定义，为数据中心提供统一的数据交换平台。

(3) 应用支撑层

应用支撑层主要是构建应用层所需要的各种组件，基于组件化设计思想和重用的要求提出并设计，也包括采购的第三方组件。

（4） 应用层

应用层主要包含为数据中心定制开发的应用系统，包括标准建设类应用、采集整合类应用、数据服务类应用和管理运维类应用，以及服务于不同对象的医院信息门户（包括内网门户和外网门户）。

（5） 支撑体系

支撑体系包括标准规范体系、运维管理体系、安全保障体系和容灾备份体系。其中，容灾备份体系在传统的数据中心系统中属于安全保障体系，随着数据地位的提升，容灾备份已自成体系。安全保障体系侧重于数据中心的立体安全防护，而容灾备份体系则专注于数据中心的数据和灾难恢复。

2. 数据中心建设的原则

在建设智慧医院数据中心时，需遵循以下原则。

（1） 实现医院内外网的物理隔离

物理隔离是在医院内部网络与外部网络之间进行隔离，不存在任何形式的物理连接。实现物理隔离后，任何外部计算机终端都无法连接到医院内部网络，可以从根源上避免病毒入侵，保障医院的临床数据安全。

（2） 加强网络安全防护

安全防护对于医院的信息系统十分重要，而医院数据中心的防护则更加关键。一旦数据中心被破坏，无论是医院相关数据还是患者信息遭到泄露，都将造成严重的影响，所以健全的安全防护措施是十分必要的。常用的安全防护措施包括对与内网连接的相关设备进行严格管理、及时查杀系统病毒、对应用服务器和内部网络采用多重异构防火墙等。

(3) 建立权限分级制度及密码管理

考虑到不同用户的权限等级不同，在智慧医院数据中心的建设中需要对关键性设备的使用进行权限限制，建立权限逐级审核制度，经相关负责人同意后才能够使用。对于密码管理，同样需要加强安全管理意识，定期更换密码、设置密码复杂度检测，使用相关设备的时候需要输入权限密码。

(4) 定期进行数据备份

为降低院内数据泄露与丢失风险，确保数据安全，需要进行数据存储备份作为保障。可建立相关存储库备份数据信息，针对文本数据、影像数据等不同类别的数据进行分类保存。各类数据存放在数据中心，依据实际情况采用不同类型的数据备份策略，提高院内数据的安全性。

(5) 提高院内网络稳定性

各个智慧医院内应用系统的正常运行与数据交互都需要可靠稳定的网络作为保障。通过选择网络设备、设计网络架构及应用先进技术，全面保障网络的稳定性，确保智慧医院数据中心的正常运行。

（6）加强机房的安全管理

机房是数据中心物理承载的核心，确保机房的安全是十分必要的。机房环境包括门禁、消防、强电等各个方面，应该综合考虑各个方面的安全性，切实保障机房的安全，以应对数据中心的工作需求。

3.2.4 数据中心的建设

当前，医院信息化系统中的业务系统多达近百个，以应用为出发点的数据中心建设模式不能完全实现数据的全面统一管理，因此建设智慧医院的数据中心十分必要。数据中心将对各种数据进行统一管理，构建统一的数据秩序，形成不同类型的数据资源库，为各种业务系统提供数据服务。

智慧医院数据中心的建设目标主要是：

- 保护医院的数据资产，避免孤岛效应随着建设的深入进一步扩大。

- 实现信息共享，提高信息利用的便利性，支持临床与科研等多方面应用。

- 在量化管理的基础上支持决策分析，实现管理创新。

- 快速应对各类医院运营管理要求，促进医疗质量的提升和患者安全的持续改进。

● 优化业务信息系统，加强流程节点管控，实现医院全过程管理。

通过建设完整的信息化体系，形成各种数据仓库，基于临床数据进行分析和应用，并反向提高管理能力。

1. 智慧医院数据中心建设的要点

（1）医院数据集成和互联互通

通过医院信息集成平台，实现医院中异构系统的数据集成和互联互通，这是医院数据中心的基础。全面覆盖医院结构化、半结构化、非结构化数据，按照统一的标准规范，实现高质量的数据汇聚、数据清洗和数据融合，并构建互联互通的基础架构，结合全方位的集中监管与数据质控，为医院数据中心建设提供高质量的数据资产。

（2）数据存储计算

需要对来自病历资料、生化检查、影像、病理切片等的多样性和多态性的数据资源实现有效存储、计算和分析，发挥 Hadoop 平台、Oracle 数据仓库及分布式并行处理数据库技术的各自优势，结合多种技术对医院结构化、非结构化和半结构化数据进行可靠的存储与计算。

(3) 数据治理

需遵循国家和医疗行业数据标准，构建可执行、可监管的治理制度，参照 CDR 等数据模型，整合业务数据资源，构建全生命周期的治理体系，有效保障资源的可重用性，确保数据资源的品质，支撑医院数据的有效应用。

(4) 数据向知识的转化

基于大数据分析、数据挖掘、机器学习等技术，通过分析病种、症状等临床数据属性之间的关联度，建立可持续的历史数据转换和利用机制，实现数据向知识的转换，建立支持临床辅助、管理辅助、科研教学的知识中心，使医院的历史数据重新服务于临床和管理。

(5) 数据挖掘、分析与利用

采用数据分析技术，对医院数据资源进行一站式的数据挖掘、深度分析及闭环管理，构建数据业务应用，支撑临床分析、诊疗辅助和医疗科研。

2. 智慧医院数据中心建设内容

根据数据中心的建设原则和建设要点，智慧医院基于医疗大数据建设有四个数据中心，分别为临床数据中心、运营数据中心、科研数据中心和互联网医疗数据中心。依托这四个数据中心，智慧医院可以开展一系列的工作（如图 3 – 5 所示）。

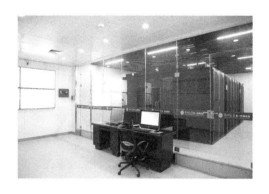

图3-5　数据中心

（1）临床数据中心

临床数据中心主要用于存放患者在智慧医院内产生的各类数据。临床数据中心包含患者所有关键的临床数据，可集成院内各科室临床信息系统，整合所有临床诊疗数据，为医疗决策提供支撑。依托临床数据中心，医生可以在任何办公终端、授权的智能终端查阅患者的就医全流程数据信息。在诊疗过程中，可以借助计算机提供的临床数据信息，减少或避免医疗安全差错的发生。应用临床数据中心知识库，可以优化临床应用，为临床科研和医疗大数据挖掘奠定基础。基于临床数据中心还可以开展很多其他应用，如移动医疗、辅助诊疗和临床决策等。

（2）运营数据中心

智慧医院的各个信息系统中存在大量医疗数据和管理数据，这些数据具有较大的价值，对于医院的运营具有重要意义。运营数据中心支撑的医院管理系统主要包括医疗质量管理系统与决策分析支持系统等。其中，医疗质量管理系统主要针对与患者有关的各项业务以及医院管理人员等进行管理，能够实现医院的数字化运营，不断提高医院的运营效率和运营质量等。

（3）科研数据中心

科研数据中心是将科研数据、患者随访数据、电子病历等产生的数据，通过数据治理形成高质量的专病数据仓储，并将其应用于临床科研。依据科研人员需求建立相关疾病的专病科研数据库，可以大大提高科研课题的数据质量，并可以加快项目进度。科研数据中心以患者为基础，整合疾病全病程数据，形成专科大数据，并构建专病数据库，有效支撑高水平临床研究的开展，提高疑难病症的科研效率，提升科研协同能力。

（4）互联网医疗数据中心

互联网医疗数据中心包括大量的互联网诊疗数据、手术示教视频等宝贵数据，可以为远程医疗、预约诊疗、远程教学及健康宣教提供支持。基于互联网医疗数据，可以分析远程会诊情况并及时进行相应调整。

3.2.5 面临的问题与挑战

（1）数据中心云化

随着各项技术的不断发展，数据中心正在不断向着云化的方向发展。随着业务的发展，数据中心的设备不断增多，业务模式以数据为主，必须提高数据中心的资源利用率，降低使用成本，更好地适应业务的快速发展。随着云计算技术的不断发展和各种虚拟化技术的大量应用，减少数据中心物理服务器和设备的数量有了更大的可能。

然而，在数据中心的不断变化中，还需要考虑以下几个问题：

第一是服务器的扩展性。网络性能制约着数据中心的扩展，硬件之间的互联带宽远远低于设备内的互联带宽，协议的转换和处理占用了大量资源，这些限制了业务系统的扩展性。

第二是专业应用及重构单元共享。分布式集群和高速网络能够保证系统的吞吐量等，保障系统容量同步线性增长，但是不同的企业需求不同，多核和异构技术是数据中心云化需要考虑的问题。

第三是设备管理和部署的便捷性。大型的数据中心，其设备量达到几十万台，设备运维和管理是个很大的挑战。

（2）网络安全

随着互联网的普及，网络攻击手段越来越多，网络安全也面临越来越大的威胁，如何确保智慧医院的网络安全至关重要。

（3）如何处理冗余数据

大容量存储技术已经逐步发展成熟，数据中心已有足够的空间来存储日常业务数据。但研究表明，在存储的数据中，大约有33%是冗余数据，且无法确定这些数据是否还有用。如果可以及时处理或者合理管理这些数据，可以释放存储空间，减轻数据中心的压力。因此，如何处理冗余数据就变得越来越重要。

3.3　智慧医院网络架构设计

3.3.1　概念介绍

智慧医院的网络架构可以分为院内和院间网络两部分。院内主要以有线网络为主并搭配无线网络，联通医院的各个部分，用以支撑智慧医院的 HIS、LIS 等典型系统，更好地服务医务人员及患者，是智慧医院运行的基础。院外网络是指可用于远程医疗、远程教育等区域医疗应用及与政府管理系统的对接。在智慧医院的建设中，这两种网络的稳定性和高效性将直接影响到整体运行的各个方面，因此网络架构设计在智慧医院中是十分必要的。

3.3.2　需求分析

智慧医院的新型应用系统建设对传输网络提出了更高的要求，但在传统的医院信息化建设背景下，网络建设面临着各种各样的困难。

1）传统网络出现故障无法快速恢复。传统网络面临故障无法快速恢复的问题，出现问题排查困难，有时候会严重影响医院业务的正常开展。

2）传统网络穿透性不强。医院病房楼建筑结构通常较为复杂，导致病房内信号覆盖范围不全面，特别是对于电梯内等特殊位置，网络覆盖效果很不理想。对于移动医护设备，出现网络不佳等问题时，会严重影响救治效率与就诊体验。

3）传统网络承载量不足。当医院同时就诊人数过多致使某一区域内上网人数较多时，会导致网络异常缓慢，病人无法上网或上网卡顿，影响就医体验。

4）医疗数据敏感。医疗数据涉及个人隐私、安全和计费等多种敏感信息，而传统的医院网络无法满足信息安全的建设需求。

因此，传统网络需要升级。通过信息化升级能够强化医疗全流程的安全、稳定、高效，提高病患就诊、临床使用的满意度。在智慧医院里，网络需求场合包括门诊大厅、病房、手术室、办公区、餐厅等，医生、护士、病患及家属等不同角色对网络的需求也各不相同，需要一个高并发、高性能、信号覆盖好、稳定的网络环境，用来支撑智慧医院内各项应用系统的正常运行。同时，智慧医院建设会涉及不同医院之间的业务协同，对于跨院的网络体系建设同样应考虑在内。

3.3.3 网络整体架构

稳定、可靠的网络支撑是智慧医院业务开展的必要保证。智

慧医院的网络主要分为数据中心层和终端接入层，其网络功能分
区如图 3 – 6 所示。

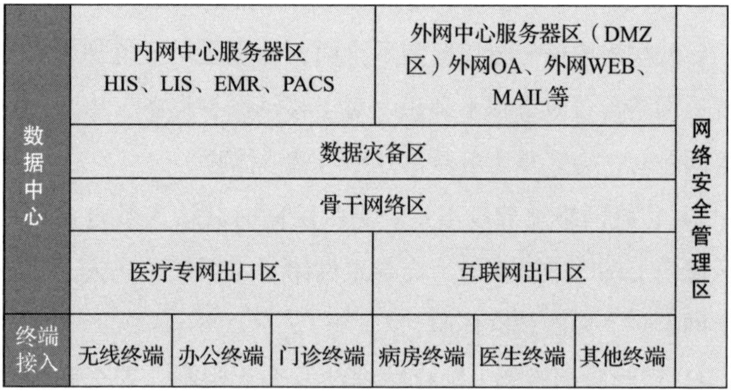

数据中心	内网中心服务器区 HIS、LIS、EMR、PACS	外网中心服务器区（DMZ区）外网OA、外网WEB、MAIL等	网络安全管理区
	数据灾备区		
	骨干网络区		
	医疗专网出口区	互联网出口区	
终端接入	无线终端	办公终端	门诊终端	病房终端	医生终端	其他终端	

图 3 -6　智慧医院网络功能分区

各个分区的范围及作用如下：

(1) 内网中心服务器区

内网中心服务器区是一切内网业务系统相关设备的集中连接
区域，是整个医院业务的核心部分，包括医院信息平台上内网所
有的应用服务器、数据库服务器、中间件服务器、数据存储设备
等。例如，内网中心服务器区是 HIS、LIS、EMR、PACS 等系统
所在的区域。

(2) 外网中心服务器区 (DMZ 区)

DMZ（Demilitarized Zone，即隔离区）是两个防火墙之间的空
间，与因特网相比，DMZ 可以提供更高的安全性，但是其安全性

比内部网络要低。

外网中心服务器区是一切外网业务系统相关设备的集中连接区域，包括医院信息平台上外网所有的应用服务器、数据库服务器、中间件服务器、数据存储设备等。例如，外网中心服务器区是医院外网 OA 服务器、外网 WEB 服务器、MAIL 服务器等所在的区域。

（3）数据灾备区

该区域是 HIS、EMR、PACS 等数据中心子系统的灾备区域。该区域一般为院内灾备区域，与核心交换机通过高速链路直接相连，实现业务系统与灾备区域数据的实时同步。

（4）骨干网络区

该区域主要负责医院信息平台上数据中心区域内各服务器区之间的互联，以及数据中心区与终端接入区之间的互联或汇聚互联。该区域的主要功能为实现局域网内数据的高速处理和转发，其远程链路汇聚主要采用高性能的路由器和 VPN 网关服务器。例如，智慧病房内设备终端与医院服务器的数据交互（如图 3 -7 所示）。

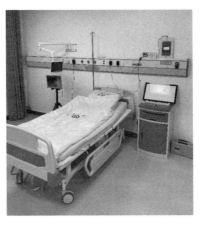

图 3 -7　智慧病房内的设备终端

（5）医疗专网出口区

该区域的主要功能是为智慧医疗信息平台提供医疗专网的接入服务。医疗专网包含的主要内容有：医疗行业上级单位、疾控直报网络、公共卫生突发预警系统、区域医疗卫生信息平台等。医疗专网出口区为医院信息平台提供了与其他医疗信息平台及上级主管机构信息交互的安全高效的通道，是连接医院信息系统、整合医疗信息网络的重要部分。

（6）互联网出口区

该区域是为下载医学相关资料、获取互联网海量信息而提供的安全的因特网出口，也是医院门户网为社会公众提供服务的出口区域。该区域与广域网链路相连，而外部网络环境较为复杂、存在较大的风险隐患，所以是安全防护的重点区域。该区域主要由高性能路由器、防毒墙、防火墙、流控设备、VPN设备、上网行为管理设备、网站保护系统等组成。

（7）网络安全管理区

该区域是医院信息平台数据中心内保障信息安全、稳定的管理运维系统的连接区域，其中涉及身份识别、漏洞扫描、入侵检测等硬件设备。

（8）终端接入区

该区域的网络基础架构主要有内外网融合的网络架构、内外网分离的网络架构等。

内外网融合的网络架构

在定位上，内外网融合的网络架构将所有功能区域都放到一张网络上，物理上联通，通过防火墙设置三层设备访问控制列表、二层设备 VLAN 划分，来达到两网逻辑隔离、网络服务互不影响的目的。通过二层隔离、三层隔离、安全域划分、MPLS（Multi-Protocol Label Switching，多协议标签交换）VPN 技术等来进行逻辑隔离网络，从而保证智慧医院的网络安全。

通过 MPLS VPN 技术以及安全控制域的划分，可以使内外网融合架构同时也拥有内外网分离架构的特点。两网运行于各自不同的逻辑通道中，彼此之间互不可见。同时，可以通过安全控制域的划分，让主机在接入时动态选择要进入的安全域，从而保证域内访问安全。

就设备而言，通过设备本身的一些抗攻击机制，如中央处理器保护机制、网络基础设计保护机制等，可以达到合理分配交换机硬件资源、满足不同场合应用的目的。这样就在一定程度上弥补了内外网融合架构的不足。如图 3-8 所示。

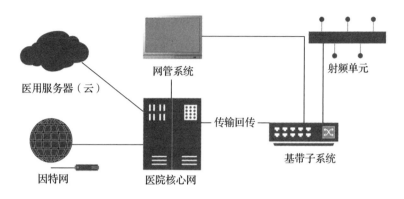

图3-8 内外网融合架构示意图

内外网分离的网络架构

内外网分离的网络架构就是将医院的内网和外网业务分离开，分别放在一张单独建立的网络上来运行，两网实现物理隔离，最大限度地保障内网业务和数据的安全。

内网主要承载医院的核心业务，如HIS、PACS等。外网作为对外提供智慧医疗服务、行政办公、信息发布、资料查询的主要平台，对于稳定性和保密性的要求低于内网。

内网和外网没有共用的设备和链路，两网互不影响。这样的网络架构设计，能够最大限度地保证内网的安全。但由于内外网完全物理隔离，两张网络单独建设，因此投资规模增大；而且由于一台终端只属于一张网，不能同时对两网资源进行访问，也不能自由切换，因此灵活性稍弱。

3.3.4　网络能力要求

(1)　基础网络能力要求

智慧医院楼内信息点较多，为保证网络质量、合理分担网络流量，分为核心层、汇聚层和接入层三层设计，每个层次有不同的分工，便于维护和管理。整体网络采用路由方式，院内各个楼宇合理布置相关设备，降低网络堵塞风险。智慧医院有线网络应该稳定、安全以及实用，具备高宽带、大容量和高速率的特点，并且做到易扩展，以满足未来更高的需求。

医联网的基础网络采用运营商的蜂窝网络，院外部署宏基站，院内部署室内小站。同一张基础网络能够提供 MBB 手机用户通信、医疗设备的数据传输、NB-IoT/eMTC 物联通信和位置定位服务。

1）室内蜂窝网络能力。部署在医院的室内蜂窝网络需要具备如下能力：

● 采用共小区技术，在医院内实现无缝覆盖，提高基站接入切换的成功率。

● 实现小区灵活扩容和容量按需扩展，满足医疗业务的持续发展。

● 具备数字化运维能力，真正实现室内覆盖网络的可视化、可检测和可远程维护。

2）安全组网能力。医疗信息事关生命安全，并且具有隐私性要求，需要安全可靠的通信网络。无线移动网络具有高安全性和高可靠性的特点，如采用安全隧道协议 IP – Sec，部署电信级防火墙来确保网络边缘节点的安全性，采用无线网络协议中的握手信息以及定时器轮询等方式来保证协议的可靠性，并且通过冗余备份甚至异地容灾的方法来保证核心节点系统的可靠性。

3）医疗 IoT 物联能力。物联网技术在医院中得到了广泛的应用，蜂窝 IoT 作为一种新兴的技术开始进入医疗行业。蜂窝 IoT 技术分为宽带 IoT 和窄带 IoT。宽带 IoT 主要用于医疗影像和视频等大容量和低时延的 IoT 互联。窄带 IoT（比如 NB – IoT）具备低功耗、低成本和广覆盖的优势，可以用于穿戴式设备、药品存储管理、医疗设备运行监控等小包数据传输和位置信息上报。室内数字化蜂窝网络可以通过软件升级支持 NB – IoT 功能。

（2）虚拟专网控制能力要求

为了降低医院的 IT 投资成本和提高运维效率，医疗设备接入了运营商的蜂窝网络，与 MBB 手机用户共享一张网络。为了保障医疗数据的安全可靠性，可以利用 MEC 边缘计算技术构建一个无线医疗虚拟专网。医疗 MEC 边缘计算包含了智能路由、联接管理、能力开放和网络 QoS 保障。

1）智能路由。MEC 本地网关可以管理本地医疗设备的接入权限和识别医疗设备接入的业务类型，并建立专有路由，转发到本地的医疗服务器或无线终端。利用智能路由技术，在蜂窝公网中构建一个医疗虚拟网络的路由拓扑，可以保障医疗业务的独立性、安全性和可靠性。

2）联接管理。医疗设备接入医疗虚拟专网后，可以实现设备的数量管理、状态管理和流量管理，如当前专网内已联接设备的数量、在线或离线状态和累计消耗的流量等信息，便于医院联网设备的信息化管理，提升效率。

3）能力开放。基于边缘云的 MEC 提供平台开放能力，可以在服务平台上集成第三方应用或者在 MEC 上部署第三方应用，如针对患者提供娱乐资源（比如视频和游戏等），增添患者医院生活的丰富性。

能力开放通过公开 API 接口的方式为运行在 MEC 上的第三方应用提供无线网络信息和位置信息等多种服务，这是 MEC 有别于其他通信系统的重要特征。综合考虑第三方应用在系统架构及业务逻辑方面的差异，实现网络能力的简单友好开放，同时随着网络功能的进一步丰富，可向第三方应用持续开放，而不必对网络进行复杂改动。

4）QoS 保障。QoS 是英文 Quality of Service（服务质量）的缩写。QoS 是用户感知到的所请求业务的质量。QoS 保障的目标是当用户使用一个特定服务时可以得到最好的业务体验。具体到网络实现上，QoS 可以看作网络运营商为保证用户数据在整个网络的传送过程中（从源端到目的端）得到所需求的服务质量的能力。QoS 体现的是一种网络能力，即在智慧医院网络上，针对各种医疗业务应用的不同需求，为其提供不同的服务质量。QoS 保障的目的是在保证医生、患者等享受到希望体验的医疗业务的同时，也能够保证医院网络资源和无线资源的最大化利用。

3.3.5 面临的问题与挑战

(1) 网络需要更高效地为业务服务

网络作为基础设施，需要更加高效地为智慧医院的业务提供服务。智慧医院的业务种类繁多，迫切需要通过虚拟化来提升服务器的利用率、降低成本，这就要求网络能够很好地支持云计算应用。医院内部大多数服务器和医疗终端需要同时支持内外网的访问，才能正常开展网上挂号和办公等相应业务。因此，智慧医院需要一张更加高效的网络，更好地为医院各种业务提供服务。

(2) 网络需要全面支持移动医疗

为提升医疗服务效率，保障医疗服务质量，智慧医院需要一张覆盖面广、安全性高的无线网络，以方便在院内开展移动查房、移动护理等各项应用。同时，在保障数据安全的前提下，要求在院外也可以接入医院网络进行办公，实现医院外部的移动医疗。

(3) 网络需要更加可靠和安全

智慧医院业务的正常开展已经离不开各种信息化系统，而网络作为信息化系统的基础，其可靠性和安全性越来越重要。而且医院内外网信息交互越来越多，无线网络的部署也使得医院的网络安全问题变得更加复杂，在大量部署各种安全设备的情况下，需要真正实现对网络安全态势的可管可控。

（4）基于5G技术建设网络

当前大量医院通过传统方式接入网络，如4G、固定互联网、专线等。随着5G技术的不断发展，未来智慧医院整体设计不仅要支持传统接入方式，也需要支持5G接入，满足全场景应用。

3.4　智慧医院综合服务体系架构设计

3.4.1　综合服务体系的概念

政策和技术是推动智慧医院发展的两个重大因素。近年来，关于智慧医院综合服务体系的政策持续推进，同时大数据、人工智能、5G等技术也开始逐渐渗透到智慧医院的建设中，医院综合服务体系的智能化已经成为必然趋势。

在智慧医院综合服务体系的建设中，要始终保持以面向患者为前提，而面向患者的智慧服务关键在于患者体验，其本质上是要实现就医流程和部分医疗服务的在线化。

实现就医流程的在线化，能够提升患者就医效率和体验，解决患者就医"三长一短"的问题（挂号、候诊、收费队伍长，看病时间短）；远程医疗和互联网医院是医疗服务在线化的典型代表，它使得医疗服务对于患者来说变得触手可及，提升了医疗服务效率，尤其是对于慢病复诊和续方改为经由线上完成之

后，省去了在医院挂号、候诊、开方的烦琐流程（如图 3 - 9
所示）。

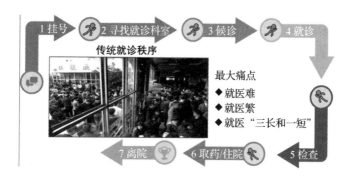

图 3 -9　传统的就医流程

3.4.2　智慧医院综合服务体系的整体架构

如图 3 - 10 所示，智慧服务部分突出体现的是就医流程以患
者为核心，线上线下就医场景紧密结合，缺一不可。在就医的每
一个阶段，无论是诊前、诊中还是诊后，都要保证就医体验的流
畅和便捷，突出为患者服务。

以患者为核心的智慧医院综合服务体系，如同上文所提到
的，重心是综合服务体系的在线化，而在线化的前提是医疗机构
的数据能够打破信息孤岛的局面，实现数据共享，以支撑在线医
疗服务。进一步来讲，可以通过互联网医疗、远程医疗等在线化
的医疗应用场景，增加医疗服务的覆盖范围，改变传统的医疗服
务模式。

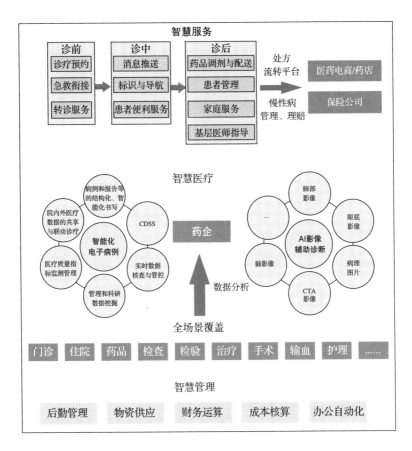

图 3 –10　智慧医院综合服务体系的整体架构

　　诊前部分，通过诊疗预约、急救衔接和转诊服务等应用，可以实现部分传统诊前服务的在线化和智能化，减少医院的接诊与服务压力。

　　诊中部分，通过实现相关应用的在线化，可以利用信息推送、标识与导航、患者便利服务等为患者提供更加良好的就医体验。

诊后服务，可以通过与基层医生和第三方服务平台的合作，让综合服务平台在药品调剂与配送、家庭服务等领域继续发挥作用，使得医、药、险三个环节形成闭环服务模式。这样既能完成医院基础的医疗服务，患者也可以持续享受到智慧医院综合服务体系的延伸服务。

与此同时，延伸服务可以采用远程医疗与互联网医疗的方式开展，也可以通过线下医疗继续提供服务。比如在线支付、保险直付等可以贯穿整个就医过程，智慧医院综合服务体系可以与医药、保险、药店、医药电商、互联网医院等各种医疗健康服务提供方和参与方相结合，为患者全程提供便捷和智能化的就医体验。如在智能化就诊系统中使用的智能导航机器人，如图 3 – 11 所示。

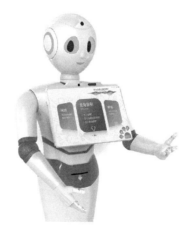

图 3 –11　智能导航机器人

在智慧医院的综合服务体系中，智慧医疗部分是面向临床医疗的，其以电子病历为核心，注重持续不断地提升诊疗水平和效率。电子病历系统覆盖传统的门诊、住院、检验、手术等医疗场景，并且将每个环节的记录数据化，以此实现各环节、科室、医疗机构、健康服务机构之间的数据共享。当健康数据共享扩展至智能硬件系统后，可以与日常家居、工作场景互通互联，使得健康管理、临床诊疗以及诊后管理可以以诊疗的核心数据为支撑，形成全生命周期的综合健康服务体系。

在其中的诊疗环节，临床辅助决策支持系统和 AI 影像辅助诊断系统能够协助医生得出高质量的诊断结果，并制定高疗效的临床诊疗方案。比如，利用 5G 与 AI 技术辅助进行微创心脏手术，如图 3-12 所示。

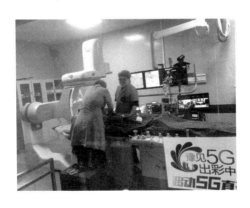

图 3-12　微创心脏手术

同时，在诊疗环节记录的各种临床数据也可以用于大数据分析，其结果可以应用于医药研发等领域。在不断积累高质量临床诊疗数据的过程中，可以对数据进行持续深入的挖掘和研究，并用于医药研发机构和药企，使它们在智慧医疗系统中扮演的角色的重要性不断提升。

智慧管理部分主要面向智慧医院的管理层，重点体现为办公自动化系统以及供应链管理、财务监管等医院管理层面的自动化上，因此智慧管理部分将会作为智慧医院的支撑体系存在于综合服务体系中。智慧管理可以大幅度地提高医院整体的运行水平和管理人员的工作效率。

3.4.3 面临的问题与挑战

目前，智慧医院还处于发展的早期阶段。在智慧医院综合服务体系的建设过程中，面临的问题和挑战主要有以下三个方面：

（1）智慧服务应用一定要与医院业务系统紧密结合，因此医院原有的业务系统很可能面临重构

之前提到，由于智慧医院的综合服务体系要实现面向患者的就医流程优化，这就要求与 HIS、CIS（Clinical Information System，即临床信息系统）等管理类、临床类业务系统产生交互。

举例来说，智慧医院服务系统中的消息推送需要院内通知、业务办理通知、临床信息推送、健康信息推送、智能设置和临床个性化推荐等功能，而这些功能所需要的信息目前分散在医院各种不同的业务系统中。因此，数据是否能够随时调取和共享是实现智慧服务功能的重要前提。然而，目前医院信息化建设的整体

状况是，医院的系统来自于多达几十家甚至上百家供应商，这些不同的医院系统很难实现交互和对接，因此造成了现阶段常见的医院"信息孤岛"现象（如图 3 - 13 所示）。

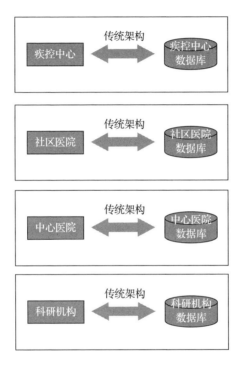

图 3 - 13　医院的"信息孤岛"现象

目前，各医院和其他医疗机构的系统过于零散，无法有效地支持智慧医疗综合服务体系的生态形成，因此现有的医院业务系统必然会面临重构，将会需要大量的预算投入和精力投入。然而，医院每年的信息化预算比较固定而且相对有限，并且各医院信息化人才的培养能力也不同，全面重构现有的医院业务系统将会在实际操作时面临巨大的挑战。

（2）智慧医疗需要构建一个强大的数据中台来支撑整个智慧医疗系统，其中数据的治理和数据的资产化过程是必然的，但是数据质量差和数据专家匮乏是在这个过程中必须要解决的问题

在我国的零售、金融等领域，数据中台已经实施并且运用。但是在医疗领域，数据中台的概念目前仍处于刚刚开始推广的阶段。这个阶段，数据治理和数据资产化是主要的挑战。

现阶段我国医疗数据标准化程度不高，尤其是病例数据存在大量非结构化表达的现象，并且存在病例数据真实性和实际质量存疑的重大问题，造成了数据治理和数据资产化的重大困难，这最终会影响到数据中台落地实施的实际效益。

另外，要做到数据资产化，还需要大量临床和数据方面的专家来构建基础框架。但是我国的人员技术条件和一些发达国家相比还存在较大差距，国内信息化人才紧缺，其中的数据专家更是寥寥无几，无法照搬发达国家构建数据中台的模式，因此造成了我国临床数据中台的构建过程进展缓慢。

（3）智慧医院的顶层设计，需要医院的组织设计适应智慧医院项目建设的需求，也就是所谓的"一把手工程"

近年来，医疗行业都很重视将医院信息化建设作为"一把手工程"植入到医疗系统建设中。在院长层面，必须重视医院的信息化建设，并且由院级领导担任项目实施负责人，同时要求医院的信息化部门和临床业务部门紧密结合，组成强大的实施团队，

这样才能达到智慧医院项目想要的效果。

目前，我国的智慧医院建设，从系统统筹、技术运用以及数据治理等层面来看，建设总体难度很高，已经不仅仅是信息化系统建设，因此对于"一把手工程"的要求更为迫切。

3.5 智慧医院安全架构设计

3.5.1 需求分析

随着用户对智慧医院服务的接受程度以及信息技术在智慧医院系统中的运用程度不断提高，越来越多的智慧医疗服务需要通过大数据、物联网等新兴信息技术来实现，同时在安全方面也面临着越来越多的挑战。智慧医院信息技术相对于传统医院信息系统技术发生了革命性的改变，其面临的安全问题也发生了重大变化：威胁更多，攻击范围更广，同时潜在目标价值也更大，一旦发生安全问题影响面也更广。因此，对于智慧医院的安全体系架构也提出了新的要求，需要对智慧医院的安全体系进行完备的设计。

进入医疗信息化后，一些已经发生的信息化安全事件也足以说明医院的信息安全建设在某些层面未能达到预期效果，造成了非常严重的后果。例如，2008 年，南方某妇幼保健院，其内部人员把系统上保存的母婴信息，一共 4 万多条记录，制成光盘公开出售，造成了非常恶劣的影响；2012 年，浙江省某医院计算机中心一位前科员因为收受了近 10 万元的"好处费",向医药代表提供了"统方"数据;2015 年 5 月 4 日和 5 月 8 日,福建某医院和四川某医院都因为电力系统原因引发信息系统故障,导致系统恢复过程用了一天多的时间。在医疗信息化时代,医院各种医疗数据的价值逐渐提高,医院的日常工作更加依赖信息系统,可以预见,在未来进入智慧医院时代后,对医院信息系统的依赖程度将会进一步加深。因此,一旦信息安全出现漏洞,造成恶性信息安全事件,就会对智慧医院系统造成更大的影响,修复难度也会更大。

根据原卫生部印发的《卫生行业信息安全等级保护工作的指导意见》,同时参考《信息安全技术信息系统安全等级保护基本要求》和《基于电子病历的医院信息平台建设技术解决方案》中的安全保障体系设计,对智慧医院安全架构体系建设要求进行了设计。智慧医院安全建设需要满足物理安全、网络安全、主机安全、应用安全、数据安全这五个方面的要求。同时,在基本管理体系建设上要满足安全管理制度、安全管理机构、人员安全管理、系统建设管理、系统运维管理五个方面的基本管理要求。

3.5.2 安全架构设计

如图 3-14 所示,该安全架构设计能够满足上文提到的智慧医院自身安全和政策这两个方面的要求。其中包括应用安全、网络安全、物理安全、系统安全、数据安全、视讯系统安全等。

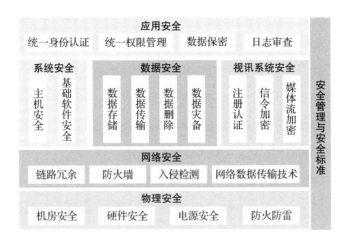

图 3 -14 智慧医院的安全架构设计

3.5.2.1 应用安全

在智慧医院安全体系架构中，应用安全指的是保障智慧医院资源中心和数据中心的相关业务系统在使用过程中的安全。在使用这些应用程序的过程中，可能会出现计算、数据传输的泄露和失窃等隐患，这时候就需要通过其他安全工具或者安全策略来应对这些隐患。因此，从这个角度来讲，系统安全、数据安全和视讯系统安全在该安全体系架构之中也可以看作是应用安全的组成部分，因为它们同样都是为了保障智慧医院资源中心和数据中心的相关业务系统在具体应用过程中的安全。

在应用安全的主体部分，采用统一身份认证、统一权限管理、数据保密和日志审查四种保障技术来保障应用安全。

1）统一身份认证是一个判断用户账户合法性的处理过程，

目前比较常见且简单的身份认证方式为系统通过核对用户输入的用户名和口令以及系统存储的用户名和口令来判断用户身份。通常还会采用加密算法和协议的方式，通过更多的用户信息来判断用户的身份是否合法。采用身份认证的方式，系统可以确定哪些资源可以被该用户访问以及该用户可以执行哪些操作，由此加强了智慧医院资源中心和数据中心的安全性。

2）统一权限管理可以作为身份认证的补充，由系统管理员统一管理用户在系统中的权限分配，满足用户在智慧医院业务系统中的操作和访问需求的同时，也避免了用户操作和访问其权限之外的数据和应用。

3）数据保密是数据安全的前提。数据安全作为应用安全的组成部分，在数据的存储、传输、删除和灾备四个方面，通过采用技术手段和管理措施，使网络系统正常运行，保证网络数据的可用性、完整性和保密性。因此，在智慧医院的资源中心和数据中心系统中，需要建立完善的数据安全保护措施来保证系统中网络传输和交换的数据不会发生安全性问题。

4）日志审查主要应用在智慧医院的资源中心和数据中心系统中。通过搭建综合日志审计平台，可以将系统中的系统安全事件、用户访问记录、系统运行日志、系统运行情况等信息收集起来，经过规范化的过滤、归并和告警分析等处理，以统一的格式把所有系统中的日志进行集中存储，并进行管理。这样可以对日志进行丰富的统计汇总和关联分析，实现全面审计。

通过日志审计系统，智慧医院资源中心和数据中心系统的管理员可以随时了解整个系统的运行情况，及时发现异常情况和恶意攻击，并对故障和安全威胁进行定位、追查、处理和恢复操作。

系统安全在智慧医院资源中心和数据中心系统中的运用主要包括对服务器主机的操作系统进行安全加固和病毒防护，保证系统主机的数据存储和数据处理具有保密性、完整性和可用性。为了创造完整的主机安全保护环境，需要保证硬件、固件、系统基础软件的自身安全，并且附加一系列安全技术管理措施。

操作系统安全加固需要针对智慧医院主机操作系统的实际应用情况，在操作系统的内核层实现文件、注册表、进程、服务等对象的强制访问控制，通过对不同的对象配置不同的访问策略来保证系统资源的完整性和可用性。

在智慧医院的主机中，可以根据具体情况采用 CPU 内嵌方式的防病毒技术。这是一种硬件防病毒技术，需要与操作系统相配合。这种病毒防护技术可以防范大部分针对缓冲区溢出的攻击，而这类攻击大部分为病毒攻击。实现这种病毒防护技术的手段和工具有很多，原理都是大同小异的，它们的防病毒技术都包括病毒预防技术、病毒检测技术和病毒清除技术。

视讯系统安全是应用安全的一部分。视讯系统在智慧医院整体系统中的应用非常广泛，因此保证视讯系统的安全性对整个智慧医院的安全架构体系有着非常重要的意义。为了保证其安全性，也应当采用注册认证技术，可以参考应用安全本身的统一身份认证技术，判断用户是否为合法用户。同时，也要注意对视讯系统采用信令加密技术，对用户的信息和口令进行加密，防止用户信息泄露。另外，由于视讯系统大量通过流媒体方式实现与用户的互动，因此对流媒体内容的加密也要重视，以预防流媒体内容的泄露和丢失，防止流媒体内容遭到篡改和非法利用。

3.5.2.2　网络安全

网络安全是指智慧医院网络系统的硬件、软件系统中的数据受到保护，不会因为偶然或者恶意的原因遭到破坏、篡改和泄露，保障智慧医院网络系统能够安全可靠地运行，网络服务不会中断。由于智慧医院的服务大部分需要实现在线化，因此网络安全对智慧医院系统的整体安全具有非常重大的意义。

在智慧医院安全架构体系中，主要采用链路冗余、防火墙、入侵检测（也包括入侵防御）和网络数据传输技术来保障网络安全。

1）链路冗余是指为了保持链路的稳定性，在多台交换机组成的网络环境中，使用一些备份链接，增强网络的健壮性和稳定性。智慧医院的网络系统上存在多台交换机，因此若是组成单一的链路连接环境，一旦出现故障就会影响到整个网络链路，可能会造成网络的不稳定甚至中断，影响整个智慧医院网络系统的安全性，因此在智慧医院的网络系统中需要使用链路冗余技术来保障线路的稳定性和健壮性。

2）防火墙实际是一种访问控制技术，其安全设计原理来自于包过滤与应用代理技术。防火墙的两边连接不同的网络接口，中间为 ACL（Access Control Lists，即访问控制列表），是一种基于包过滤的访问控制技术，它可以根据设定的条件对接口处的数据包进行过滤，允许其通过或丢弃，数据流都需要经过 ACL 的过滤才能通过。防火墙也包括 NAT（Network Address Translation，即网络地址转换）和 PAT（Port Address Translation，即网络端口转换）技术。在路由器上配置 NAT 服务，可提供同一网段内100～200 人同时上网的服务。不需要 Proxy Server（代理服务器），所有的服务都可顺利使用，客户端无须做复杂设定，与应用程序无关。解决了使用 Proxy Server 的繁复设置工作，可以用于隐藏内网设备的 IP，增加内网的安全性。在智慧医院的网络系统中，使用防火墙技术，能够有效地对访问和数据包进行过滤，增强智慧医院网络系统的安全性。

3）入侵检测和入侵防御系统在智慧医院网络系统的安全架构中可以作为防火墙技术的补充，进一步增强系统的安全性。入侵检测系统（Instruction Detection System，简称 IDS）主要通过实时监控网络流量来定位和识别恶意软件。它主要采用的入侵检测方法有使用签名、检测行为异常和检测协议异常。入侵防御系统（Instruction Prevention System，简称 IPS）本身并不会阻止攻击，但是可以发出预警，将入侵检测系统置于网络之中，让所有外来流量到达服务器前都经过入侵检测系统，这样就可以避免恶意软件到达服务器。

4）网络数据传输技术和数据安全相关。在智慧医院的网络系统中进行数据传输，要通过采用技术手段和管理措施，使网络系统正常运行，保证数据传输的安全性。而且只有同时实现数据的传输和存储的安全才能真正实现整个智慧医院网络系统的数据安全。

3.5.2.3 物理安全

在智慧医院系统中，除了要面对针对网络数据的威胁，还要面对针对网络设备的威胁。目前针对智慧医院系统的网络设备的威胁主要来自于外部或者内部人员的恶意攻击，对系统设备造成破坏。根据2000年1月1日颁布实施的《计算机信息系统国际联网保密管理规定》中的规定："涉及国家秘密的计算机信息系统，不得直接或者间接地与国际互联网或其他公共信息网络相连接，必须实行物理隔离。"智慧医院系统也必须有效地保障机密数据，因此实行物理隔离是非常有必要的。

物理隔离指的就是智慧医院系统的内部网不直接或者间接地连接公共网，以保护系统的硬件设备和通信线路，避免受到自然灾害、人为破坏或者被不法分子搭线窃听。另外，物理隔离也可以为网络安全边界划定明确的界限，进一步增强系统网络安全的可控性。之前所述的防火墙、防病毒系统等，虽然可以对智慧医院系统进行入侵检测、漏洞扫描等来增强其安全性，但是这些技术属于逻辑机制的安全防护技术，具有一定的局限性（极容易被操作控制，比如黑客恶意攻击或者内部人员误操作等），因此物理隔离具有其必要性。物理隔离可以把智慧医院系统内涉及患者隐私的内容与公共网络在物理层面进行隔离。物理隔离结合逻辑层面的安全防护技术，能够共同增强系统整体的安全系数。

除了物理隔离之外，机房安全、硬件安全、电源安全和防火防雷（灾备防御）也同样重要。

智慧医院的服务器机房和硬件，都需要做好相应的物理安全措施。首先是保证电源的安全性。电源在保证能够供应机房和硬件足够且稳定的电力支持的同时，也要能够进行相应的负载监控，使得安全管理人员能够随时监控机房和硬件电源的负载情况，及时对潜在的威胁做出预警和应对。同时要做好灾备防御措施，对可能发生的火灾、雷电、地震等灾害做出应对预案，尽量避免可能对机房和硬件造成的危害，并在灾害发生时将损失降至最低。

3.5.2.4　安全管理与安全标准

在智慧医院系统中，安全管理是整体安全架构中重要的组成部分之一。安全管理的最终目的是万无一失，要有效地使用人力、物力、财力、时间和信息，做好各种安全措施以达到预定的安全防范效果，防止潜在的安全隐患对智慧医院系统产生影响，确保系统安全高效地提供服务。其具体管理内容包括：安全信息事件管理、数据库审计、运维审计、漏洞扫描、移动终端管理等多项内容。

1）安全信息事件管理。安全信息事件管理，需要负责人组织相关的运维技术人员针对智慧医院系统对信息安全的要求，确认事件管理的具体安全需求。对智慧医院系统中可能存在的安全风险进行评估，预测风险类型、发生的可能性、风险级别以及对系统潜在的影响。根据风险评估结果以及系统对安全协议提出的安全需求，提出现阶段的安全信息事件管理改进建议，提交至安全信息事件管理负责人进行评估，根据改进之后的系统安全状态提出具体的安全措施，形成完善的风险处置计划，尽可能地降低风险对系统造成的影响。

2）数据库审计。数据库审计是一种数据库安全技术，能够实时记录网络上的数据库行为，对智慧医院系统数据库进行合理管理，在数据库遭到风险威胁时发出警告，并对恶意攻击进行阻断。在智慧医院系统中运用数据库审计技术，可以对用户访问数据库的行为进行记录、分析和汇报，帮助用户生成合规报告、事故追根溯源，这样可以加强对系统数据库网络内外的行为记录，提高数据库的安全性，从而增强智慧医院系统整体的安全性与稳定性。

3）运维审计。在智慧医院系统中，运维审计系统可以保障网络和数据不会因为内部合法用户的不当操作或者误操作而产生系统损坏和数据泄露。该系统将会运用各种技术手段，实时收集和监控系统网络环境中每个组成部分的系统状态、安全事件和网络活动。结合安全信息事件管理方案和数据库审计技术，可以进一步增强智慧医院系统的安全管理效率，从而增强安全性。

4）漏洞扫描。漏洞扫描技术，可以结合防火墙和入侵检测系统一块使用，以有效地提高系统的安全性。漏洞扫描技术主要通过对系统网络的扫描，让系统管理员了解系统网络的安全设置和运行的应用服务，这样可以帮助管理员及时发现安全漏洞，并对网络风险等级做出客观评估，在恶意攻击发生前进行防范，防患于未然。

5）移动终端管理。随着越来越多的移动终端设备进入日常生活，大量智慧医院系统的用户和服务提供者都会使用移动终端设备和系统互动。因此，在智慧医院系统中，移动终端管理显得尤其重要。智慧医院需要搭建符合需求的移动终端管理系统，制定合理的移动终端管理方案，使系统管理员对移动通信网络具有可见性，进而实现对移动设备的跟踪、保护和更新。而移动终端设备的使用者可以通过设备来访问智慧医院系统的数据和应用，服务提供者也可以通过移动终端设备来使用管理模块以保证服务的连续性、可存取性。如图3-15所示。

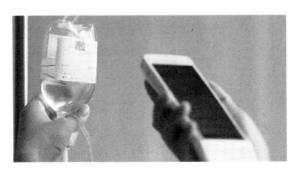

图3-15　移动终端设备在智慧医院系统中的运用

3.5.3 等级保护2.0

等级保护2.0在等级保护1.0的基础上，更加注重从被动防御到主动防御的思路转变，可以做到对安全事件的被动防御模式的事前、事中、事后全流程的安全可信、动态感知和全面审计，可以实现对传统信息系统、基础信息网络、云计算、大数据、物联网、移动互联网和工业控制信息系统等保护对象的全面覆盖。

在具体介绍等级保护2.0之前，需要先回顾一下等级保护1.0。

《信息安全等级保护管理办法》规定，国家信息安全等级保护坚持自主定级、自主保护的原则。信息系统的安全保护等级应当根据信息系统在国家安全、经济建设、社会生活中的重要程度，信息系统遭到破坏后对国家安全、社会秩序、公共利益以及公民、法人和其他组织的合法权益的危害程度等因素确定。

第七条　信息系统的安全保护等级分为以下五级：

第一级，信息系统受到破坏后，会对公民、法人和其他组织的合法权益造成损害，但不损害国家安全、社会秩序和公共利益。

第二级，信息系统受到破坏后，会对公民、法人和其他组织的合法权益产生严重损害，或者对社会秩序和公共利益造成损害，但不损害国家安全。

第三级，信息系统受到破坏后，会对社会秩序和公共利益造成严重损害，或者对国家安全造成损害。

第四级，信息系统受到破坏后，会对社会秩序和公共利益造成特别严重损害，或者对国家安全造成严重损害。

第五级，信息系统受到破坏后，会对国家安全造成特别严重损害。

第八条　信息系统运营、使用单位依据本办法和相关技术标准对信息系统进行保护，国家有关信息安全监管部门对其信息安全等级保护工作进行监督管理。

第一级，信息系统运营、使用单位应当依据国家有关管理规范和技术标准进行保护。

第二级，信息系统运营、使用单位应当依据国家有关管理规范和技术标准进行保护。国家信息安全监管部门对该级信息系统信息安全等级保护工作进行指导。

第三级，信息系统运营、使用单位应当依据国家有关管理规范和技术标准进行保护。国家信息安全监管部门对该级信息系统信息安全等级保护工作进行监督、检查。

第四级，信息系统运营、使用单位应当依据国家有关管理规范、技术标准和业务专门需求进行保护。国家信息安全监管部门对该级信息系统信息安全等级保护工作进行强制监督、检查。

第五级，信息系统运营、使用单位应当依据国家管理规范、技术标准和业务特殊安全需求进行保护。国家指定专门部门对该级信息系统信息安全等级保护工作进行专门监督、检查。

等级保护 1.0 发布之后，网络安全受到了越来越多的重视，安全意识开始深入人心。目前在企业和国家层面，都更加注重实质性的安全，主动防御、态势感知、攻防对抗等安全手段开始普及，云安全、大数据安全、工程控制安全和移动安全开始成为主要趋势。

等级保护 2.0 的用户自主保护级、系统审计保护级、安全标记保护级、结构化保护级、访问验证保护级五个级别，定级、备案、建设整改、等级测评、监督检查五个规定动作，以及网安对定级对象的备案受理和监督检查职责、第三方测评机构对定级对象的安全评估职责、上级主管单位对所属单位的安全管理职责、运营使用单位对定级对象的等级保护职责的主体职责并没有发生改变。

等级保护 2.0 主要的变化部分如下：

（1）标准依据的变化

从条例法规提升到法律层面。等级保护 1.0 的最高国家政策是国务院 147 号令，而等级保护 2.0 的最高国家政策是网络安全法。其中《中华人民共和国网络安全法》第二十一条要求，国家实施网络安全等级保护制度；第二十五条要求，网络运营者应当制定网络安全事件应急预案；第三十一条要求，关键信息基础设施，在网络安全等级保护制度的基础上，实行重点保护。等级保护 2.0，从法律层面规定了等级保护制度的必要性和强制性。

（2）标准要求的变化

在等级保护 1.0 的基础上，等级保护 2.0 又做了进一步优化，针对云计算、物联网、移动互联网、工业控制、大数据等新技术方面做出了新的要求，鼓励信息系统在使用新技术的同时满足"通用要求 + 扩展要求"。由于近些年已经出现的一些新形式的安全威胁，等级保护 2.0 要求覆盖面比等级保护 1.0 更加全面，要求安全防护能力也要有很大提升。

在通用要求方面，等级保护 2.0 进行了全面优化。一些等级保护 1.0 时代过时的测评项被删除，并对一些测评项进行了符合新时代要求的改写，新增对新型网络攻击行为防护和个人信息保护等新要求，为了将安全管理的中心从管理层面提升至技术层面，也调整了标准结构。在扩展要求方面，增加了云计算、物联网、移动互联网、工业控制、大数据等方面的内容。

（3）安全体系的变化

"一个中心、三重防护"依然是等级保护 2.0 的标准理念，将等级保护 1.0 时代以被动防御为主的安全体系向主动防御体系的事前防御、事中响应、事后审计的模式进行转变。为了构建具备相应等级安全保护能力的网络安全综合防御体系，建立了安全技术体系和安全管理体系，并且开展了组织管理、机制建设、安全规划、通报预警、应急处置、态势感知、能力建设、监督检查、技术检测、队伍建设、教育培训和经费保障等工作，以配合新构建的安全技术体系和安全管理体系。

等级规定动作

等级保护 2.0 在实施过程中进行了优化和调整，主要针对保护定级备案、建设整改、等级测评、监督检查五个方面。

（1）定级对象的变化

等级保护 1.0 定级保护的对象是以信息系统为主，而等级保护 2.0 对定级保护对象进行了扩展，目前涉及基础信息网络、工业控制系统、云计算平台、物联网、使用移动互联技术的网络、其他网络以及大数据等多个系统平台，覆盖面更广。

（2）定级级别的变化

公民、法人和其他组织的合法权益产生特别严重的损害时，相应系统的等级保护级别从 1.0 的第二级调整到了第三级（根据GA/T1389）。

（3）定级流程的变化

等级保护 2.0 的整体定级更加严格，二级及以上系统定级必须经过专家评审和主管部门审核，才能到公安机关备案，不再进行自主定级。

（4）测评标准要求提高

相较于等级保护 1.0，等级保护 2.0 的测评标准发生了变化。等级保护 2.0 中测评结论分为：优（90 分及以上）、良（80 分及以上)、中(70 分及以上)、差(低于 70 分),70 分以上才算基本符合要求。基本合格分数的调高,体现了等级保护 2.0 对测评标准的要求更加严格。

3.5.4 面临的问题与挑战

目前国内外关于网络、信息和数据安全的各种实践表明,要应对目前智慧医院的各种信息安全问题,规范的日常操作、定期的风险评估和高质量的信息安全治理措施是应对信息安全挑战的有效方式。然而,实际上,目前国内在推进信息安全治理方面遇到了巨大的阻碍。

首先,目前公立医院改革正在深入进行中,对各种深层次的应用的需求大量增加,使信息部门压力巨大,不得不采用了优先考虑应用、安全管理作为辅助的模式,造成了难以筹集足够的人力、财力、物力推动信息安全治理工作的局面。

其次,专业技术人员在国内依然处于稀缺的状态,而对于专业技术人员的需求量却非常大。从事卫生和医疗信息化安全的人员属于涉及多领域和特定专业的人群,这类专业人员的培养周期和培养成本都很高,属于稀缺人才。然而,当前大力推动智慧医院的建设,对这类稀缺人才的需求空前旺盛,所以使得专业技术人员更显匮乏。以目前大部分国内医院的情况来看,能够胜任推动信息安全治理工作的专业人员非常稀缺。中国医院协会信息管理专业委员会关于医院信息化和智能化建设的调查显示,近 60%

的受访者认为"信息化部门人力资源不足"。

最后，在医院智能化领域，安全共享机制建设并不完善，很多相关信息并没有达到能够充分共享的标准，对潜在的信息化安全事件无法进行预警。这造成了主管部门掌握的信息和最新动态无法与医院进行匹配，因此主管部门很难及时向医院做出政策指导和技术支持。

综上所述，目前我国医院智能化建设的安全形势十分严峻。各级医院应该参照我国信息安全等级保护的要求（尤其是等级保护2.0），对医院的安全状况进行全面评估，发现管理和应用方面的问题。另外，相应的主管部门也应该从政策、人员、技术等方面为医疗机构提供实际支持，以信息共享为准则，推动包括风险评估、案例分析、人员培训、技术支持在内的医院信息安全体系的建设。只有在整个医疗领域破除老旧的管理观念，树立全新的安全管理观念，才能保证医院智能化背景下的信息安全工作有效平稳地推进，为医院智能化提供有效的技术支持。

第 4 章

智慧医院的产业生态与发展瓶颈

4.1 智慧医院的关键技术与产业生态图谱

智慧医院主要以医院信息系统和电子病历系统中的数据为核心，结合网络信息技术，满足医院对海量数据应用和服务的需求，实现面向医务人员的智慧医疗、面向患者的智慧服务和面向医院的智慧管理。从对医疗数据的利用角度出发，智慧医院的产业流程包括数据采集、数据传输、数据整合、数据应用和数据服务五个部分，每个部分对应不同的关键技术，如图 4 - 1 所示。这些关键技术的使用并不是相互独立的，而是交叉渗透互相支撑的。例如，大数据技术为人工智能算法提供结构化数据，云计算可以满足人工智能计算的大规模计算资源需求。本章将依次对智慧医院产业流程的五个部分进行详细介绍。

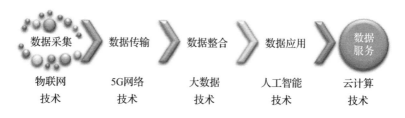

图 4-1　智慧医院的产业流程与关键技术

4.1.1　智慧医院的数据治理流程

　　智慧医院产业链主要由医院信息系统、电子病历系统、实验室信息管理系统、医学影像信息的存储和传输系统、数字化设备、智能硬件、网络通信系统、云服务平台等环节构成，如图4-2所示。

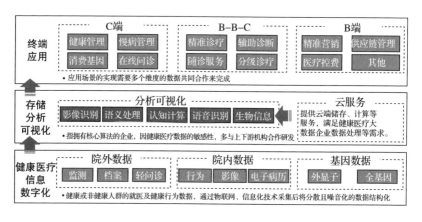

图 4-2　智慧医院的产业链概况

　　智慧医院产业链的上游是医疗数据供应商。中游为产业链核心企业，多为具有影像识别、深度学习、自然语义分析等核心技术的技术型企业。该类企业可为聚集了大量健康医疗相关数据的机构提供数据处理服务，通过分析及可视化挖掘数据价值。下游为应用场景，包括健康管理、慢病管理、精准诊疗、辅助诊断、医疗控费等，其最终目的是提升智慧医院服务的效率和质量，减少患者及健康人群的就医费用。

智慧医院产业链上游所提供数据的质量与样本量将决定中游企业是否可以快速有效地进行模型训练。从整体来看，院内、院外及基因数据供应方均面临三个产业瓶颈——质量、样本量及安全。首先，健康类数据多由智能硬件或在线医疗企业采集，该类数据增长快速，但是维度多且缺乏整合，质量参差不齐。其次，基因数据为企业的核心资源，已具备一定的规模和质量，且多由中游企业自建数据库自行采集，或者通过与实验室合作的方式来获取。最后，院内数据在质量和规模上最具竞争力。各省市 TOP 级的三级医疗机构多存有高质量的诊疗数据，且已具备一定规模。医院外联系统中多存有大量就医行为数据，然而这类数据的应用主要依赖于政策指导，且面临隐私安全等问题。

4.1.2　智慧医院的产业生态图谱

智慧医院行业以海量数据为基础，且在政策和资本的推动下，部分应用场景已经进入市场启动期，如健康管理、辅助决策（全科辅助决策、影像病理辅助诊断等）、医疗智能化等。下一阶段，随着企业大数据和人工智能技术长期的应用实践探索，产品将不断更新完善，未来产品将首先在 B 端客户中进行推广；随后，伴随软件友好度和准确度的上升，在 B 端客户的影响下，C 端市场将展开竞争。智慧医院的产业生态图谱，如图 4 - 3 所示。

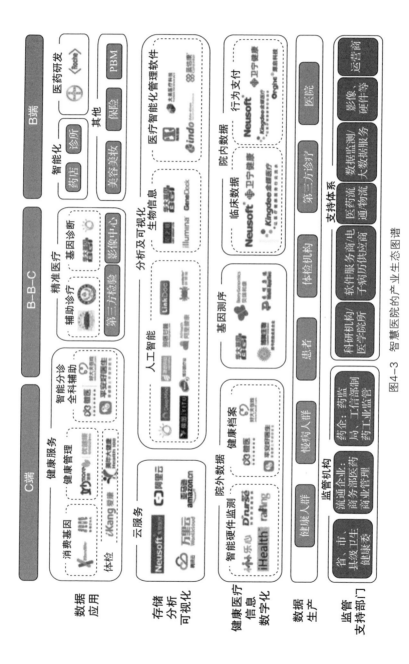

图4-3　智慧医院的产业生态图谱

智慧医院的产业生态发展特点有以下五点。

1）以患者为中心的应用模式。目前慢病患者增多和人口老龄化问题日益突出，针对慢病患者提供长期的疾病监测和健康管理以及老年人的健康照护显得尤为重要。对于这两类人群，并不意味着一旦身体不适就必须到医院就诊，智慧医院中的一些服务，如智能健康监测等让患者在家中就可以顺利解决一些小病小痛。慢病的长期监测和老年人的健康照护有利于控制疾病发展，不仅可以为个人节省医疗开支，还可以节约有限的医疗卫生资源。以智能化、远程化的方式为慢病患者和老年人提供以患者为中心的家庭医疗，并主动监测和预防疾病，这不仅是目前需要关注的，也是未来智慧医院发展的方向。

2）政府重点关注，医疗信息化加速发展。随着"互联网＋"行动计划的提出，"互联网＋医疗""互联网＋医药""互联网＋硬件"等多种新兴医疗健康服务模式开始出现。"十二五"规划中就已提出医疗信息化是四梁八柱之一，倡导医疗信息化，以物联网和信息技术为辅助，推动医疗卫生体制改革，支持智慧医院的发展，为大众提供优质、便捷、易得的医疗服务。

3）智慧服务多样，应用范围扩大。随着相关产业技术的发展和逐步完善，智慧医院已经囊括多种服务，应用范围也越来越广，基本可以涵盖用户的全生命周期。

4）医疗物联网终端需求快速增长。随着大众健康意识的不断提高，公众对各种医疗健康可穿戴设备、便携式健康监测设备等智能化物联健康终端的需求在不断增加。

5）信息互联互通，资源协同共享。智慧医院最终要形成国家、省、市等各级医疗机构互联互通的信息传输和交换的平台。未来的智慧医院会向着这个目标进行深入的探索和发展，尽快实现医疗数据、医疗信息和医疗资源的融合与共享。

尽管我国智慧医院的建设已经初见成效，但是作为一个新兴产业，智慧医院尚未形成成熟的产业链和商业模式，未来还需要积极探索。只有不断完善智慧医院产业链上的各个组成部分，各企业各部门各司其职并协同合作，才能打通整个产业链，成功构建智慧医疗服务，使大众可以享受到均等公平的医疗卫生资源。

4.2 智慧医院的数据采集：软硬件产业的机遇与挑战

4.2.1 智慧医院的数据采集

智慧医院采集和使用的数据主要包括院内数据和院外数据。其中，院内数据包括临床记录、化验检测、医学影像、电子病历等；院外数据包括健康档案、智能硬件体征监测、远程问诊记录等。如图4-4所示。智慧医院使用医疗数据的特点是对不同医疗数据的交叉融合，如疾病预警，需要结合用户的智能硬件监测数据和历史诊疗信息才能为用户提供准确的疾病预警。此外，随着精准医疗等相关产业的发展，基因数据也将在未来智慧医院的发展中扮演重要角色。据 IBM 公司统计，2020 年全球健康大数据总量将超过 2300EB，并以每年 48% 的速度在持续快速增长。健康大数据的不断采集和积累为医疗数据的分析和应用提供了基础条件。目前，人工智能和大数据技术已经成为医疗数据分析和应用的主要技术手段。

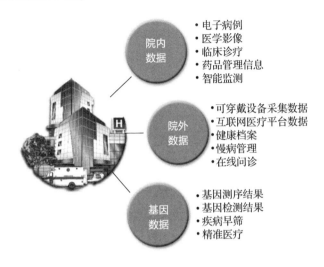

图 4 - 4 智慧医院的数据采集图谱

4.2.2 以物联网技术为基础的数据采集

物联网是智慧医院数据采集的重要组成部分。物联网利用各种传感器设备，例如射频识别装置、红外感应器、全球定位系统、医学传感器等，与物联网连接起来形成一个信息采集网络，从而实现医疗资源的信息共享与互联。以物联网技术为基础搭建各种医疗应用系统可以更好地实现医疗资源的信息化管理，具有代表性的物联网医疗应用系统包括移动门诊输液系统、婴儿防盗系统和医院物资管理系统等。随着物联网技术的快速发展，物联网在智慧医院领域的应用也会越来越多，有助于提供更加完善便捷的医疗健康服务。智慧医院物联网数据采集系统架构，如图4-5所示。

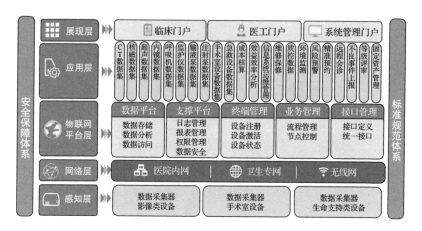

图4-5 智慧医院物联网数据采集系统架构

4.2.3 软硬件产业的机遇

智慧医院采用物联网技术，利用各种传感器设备实时采集各类信息，同时结合人工智能技术对采集的信息进行智能分析和处理。随着物联网技术的发展，无线医疗传感器逐渐向智能化、微型化、低功耗等方向发展，它在智慧医疗领域的应用也会越来越广泛。这些传感器具有高精度、成本低、功能多样化、自动化强等特点，它是一种具备信息处理功能的传感器，是传感器集成化与微处理机相结合的产物。在很多物联网场景下的传感器都有智能传感器的特点。在未来的物联网时代，这将给软硬件产业带来新的机遇。

1）芯片供应商。全球物联网的发展，将带给中国半导体产业全新的发展机遇。其中，医用物联网设备具有定制化特性，对芯片的要求不一定是最精尖的，但一定要是最适合、最实用的，且大部分设备对硬件的生态没有太高要求。因此，医用物联网设备芯片市场非常适合中国芯片公司，甚至是中小型芯片公司切入。另外，对于芯片厂商而言，物联网大潮会让每一家公司都有机会参与并获得一定的成长。在物联网的带动下，芯片行业也能得到蓬勃发展。但是，物联网应用与成本问题将是企业在激烈的市场竞争中脱颖而出的关键因素。

2）传感器供应商。物联网的本质是将所有物品通过信息传感设备与云联网连接起来进行信息交换以实现智能化识别和管理，因此传感器是物联网的核心。在物联网成为发展大势的背景下，传感器将迎来发展风口。中国的传感器产业相对落后，但随着物联网需求的增加，目前国内传感器市场呈现出高速增长的态势。据统计，2017 年中国的传感器市场规模为 2070 亿元，预计到 2021 年将增至 5937 亿元，年均复合增长率远高于全球平均水平。

3）系统集成商。在物联网发展中期，系统集成商开始受益，很具有发展前景。因为物联网行业对系统集成需求巨大，且中国的系统集成商更贴近中国市场，更了解客户需求，再加上对上游产业链的掌控能力，未来发展前景广阔。

4）软件与应用开发商。软件与应用开发商在国内已经发展出相当多的企业。由于物联网应用的行业特性比较明显，因此，针对行业的物联网应用软件开发商将迎来巨大的发展机遇。

5）网络提供商。电信运营商是积极推进物联网产业的生力军。中国移动已经将物联网列为其未来发展的重点。目前，物联网已在智能楼宇、路灯监控、动物溯源、手机钱包、环境监测、电梯安全管理等方面得到广泛应用。

6）运营及服务提供商。物联网具有海量信息处理和管理的需求、个性化数据分析的需求等，必将催生物联网运营及服务提供商的发展。物联网运营及服务提供商，面临的将是一个从无到有的市场，增长空间非常大。

4.2.4 软硬件产业的挑战

物联网系统各层级之间构成了一个完整的生态圈，软件、硬件、应用、服务等全部囊括。对于企业来说，可供选择的方案也比较多，既有多连接、小数据、低频度的窄带物联业务，也有大宽带、低时延、高频度的宽带物联业务。物联网凭借其庞大的产业规模有着较为稳定的价值链，但其未来发展也面临着五大挑战。

（1）技术标准问题

各家厂商都想在物联网领域分得一杯羹，无论是各种联盟、科研院所，还是芯片厂商和设备制造商，都想推广自家的协议，光是通信技术就分为 NFC、Zigbee、GPS、Wi-Fi、蓝牙等，更不用说传输层的 ONS/PML 或 NGTP 标准，这无形中使设备之间的联通出现了阻碍，形成了信息孤岛，难以整合构建规模化经济。标准的制定跟不上技术的演进，阻碍了物联网发展的进程。

（2）数据安全问题

信息采集频繁，其数据安全也必须重点考虑。物联网的优势在于自动化和智能化，这种实时在线的数据连接为黑客提供了作案的便利条件。围绕物联网的分布式拒绝服务攻击屡见不鲜，大规模、分布式、异构网络的弱点越来越明显。如果医院的一台路由器被攻击，影响的就可能是各种各样的医疗设备。此时，不仅需要设备制造商和开发商合作，更重要的是要尽早制定相关的法规政策。

（3）投资回报问题

物联网的产业链贯穿上下游，包括芯片元器件、软件服务、系统集成、网络运营商等，每个环节都需要前期投入，这就涉及成本问题。由于众多厂商各自为战，难以保证稳定的回报率，而且在接入层面协议类别五花八门，具有多种通道，物联网迫切需要一个统一的协议栈。尤其是对于硬件企业来说，要造出成规模兼容多协议的设备，还要留出一部分利润空间，必须考虑投入产出比的问题。

（4）数据存储和处理问题

物联网带来的数据量增长是指数级的，要让这些数据实时可用、长时间存储是件难事。前后端的远程数据调取对信道亦是考验，而管理者更要对访问权限进行鉴别。为此，不少厂商提出了边缘计算的概念，可以在一定程度上缓解数据处理的压力。此外，智能设备的增加对能源消耗也提出了高要求。

（5）创新应用与合作问题

全产业链的业务形态促进物联网企业合作发展。比如，谷歌公司力推的智能家居协议 Thread 开放给支持 802.15.4 通信标准的无线装置串联，让更多芯片、硬件厂商加入，加速家庭装置产品的开发；思科公司通过并购云端物联网公司 Jasper Technologies 来成立物联网事业群，连同网络、云端服务暨平台、网络安全，并列为思科公司未来 IT 业务发展的四大核心战略。

物联网的真正价值在于数据的应用。物联网与人工智能、深度学习的结合会更加紧密，必将助力智慧医院的快速发展。

4.3 智慧医院的数据传输：网络质量与安全共同驱动下的多网融合及挑战

4.3.1 智慧医院的网络质量和安全问题

近几十年来，随着移动通信、物联网等新技术的发展，新型医疗技术发展迅猛。医疗信息技术已经从最初的电视监护、电话远程诊断发展到利用高速网络进行医学信息、语音、视频的综合传输。虽然现代信息技术深度渗透各医疗服务场景，让异地就医不再是问题，但依然有它的局限性。

1）网络传输速率待提升。远程医疗对图像传输有着特殊的要求，过低的视频质量及图片质量可能导致医生难以辨清病情。4G 时代的远程医疗，上传重大疾病需要的医学文件依然存在网络传送慢、视频清晰度不够等问题，这是 4G 带宽的局限。

2）服务延时问题。4G 网络理想状态下延时为 14 毫秒。延时问题缩短了医生及时了解患者情况与决策的时间，往往会造成远程手术的失败，这是目前远程手术无法大规模应用的原因之一。

3）使用范围局限。目前远程医疗服务开展的工作地点相对固定，使得远程医疗的适用范围受到限制。

4）网络成本高。远程医疗目前使用的网络多为专网，以满足远程业务对网络质量的高要求。专网虽然安全，但成本过高，规模小的医院很难负担得起。

5G 网络性能的提升，将为医疗健康产业拓展提供更强的网络支撑。多样化和高质量的通信保障，给医疗信息化建设加速、医疗服务监管、医疗产业扩张创造了新的机遇。5G 网络通过与医疗健康行业的融合发展，将进一步推进移动医疗、远程医疗、互联网医疗、智慧医疗等医疗应用的深度与广度，使医疗服务在模式、内容上获得改进，为患者提供更丰富、更优质、更便捷的医疗服务。

智慧医院网络面临着各种各样的安全问题，可以归纳为以下四类：①人员因素引起的安全问题，如数据泄露、使用不当等；②设备布置不当引起的安全问题，如设备间缺乏安全保障设施、设备大规模被入侵等；③网络病毒、网络入侵等造成的数据损坏或丢失；④安全意识薄弱，如使用联网的机器但用完不关机等。

从技术角度来看，智慧医院的网络安全主要应考虑这几个方面：设备安全、身份鉴别与授权、数据的保密性和完整性、安全监测和策略安全。

4.3.2　5G智慧医院面临的挑战

当前5G的技术体系、商业模式、产业生态仍在不断演变和探索中，在顶层架构、系统设计和落地模式上还需要不断完善，越来越多的5G应用场景也将会出现在智慧医院领域。事实上，5G智慧医院在技术方面仍存在一些问题亟待解决，主要体现在以下五个方面：

1）数据可靠性问题。5G智慧医疗服务的终端层主要为智能的医疗健康设备，为人体健康大数据检测提供技术支撑。误差较大的健康数据将直接影响后续的疾病诊断、健康指导与治疗干预的可靠性。将智慧医院健康设备采集的数据应用到医疗实际操作中，还需要相关的技术要求和评测方法进行指导与认证。

2）安全与隐私问题。5G网络传输的医疗数据是人体最为隐秘的信息之一。随着病历电子化、医院上云、远程问诊等业务的开展，越来越多的患者的病历信息、个人健康信息等接入了网络，这在很大程度上提升了医疗服务的效率，但同时也增加了患者信息数据泄露的风险。如何消除用户对隐私安全的顾虑，也是5G智慧医院需要考虑的问题之一。

3）网络稳定性问题。从目前来看，全国的5G主干网还不是很成熟，跨区域、跨基站、跨运营商的传输还存在不稳定的风险，实际的速率和预期的理论速率之间还有一定的差距。在远程医疗领域，利用5G探索远程会诊风险较低，但是远程手术、远程急救等应用场景，由于其容错率极低，要求网络具备很高的可信度，因此应在初期试点及场景先导性尝试的基础上加强技术验证。

4）技术标准与规范问题。5G 医疗在创新型医疗器械、终端设备接入方式、数据格式统一和应用数据传输等方面还存在许多不规范的问题。智能医疗健康设备产生的数据要想得到更有效、更专业的分析，还需要对接到原有医疗信息系统中进行深层解读。因此，智能医疗健康设备与原有医疗信息系统的兼容互通是标准化工作需要解决的重要问题。

5）应用创新融合仍面临诸多挑战。当前，我国各级医疗机构的信息化程度参差不齐，存在稳定性和安全性隐患。国内各医院医疗服务无线化程度较低，对移动网络利用不充分。例如，在急救车救护的场景下，我国多数急救车尚不具备远程诊疗能力，导致脑卒中、心脏病等患者在"黄金抢救时间"内难以得到有效救治，严重影响了患者的治愈率。因此，5G 医疗健康与信息化融合仍面临设备性能不足、标准缺失和信息化安全等问题。

4.3.3　5G 智慧医院带来的产业机遇

5G 智慧医院是未来医院和医疗健康行业发展的一个重要方向，将推动全新的医疗体验，并为医疗领域带来一场革命。5G 智慧医院的发展趋势，如图 4-6 所示。

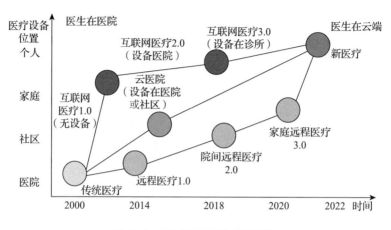

图 4-6　5G 智慧医院的发展趋势

（1）移动医疗

在移动医疗方面，5G 支持开展基于移动终端和可穿戴设备的在线医疗、健康管理、医疗咨询、医药服务等业务，将为人们的健康保障及疾病预防带来便捷。移动医疗的目标用户是发生非急性健康问题的人，所以几乎全民都是移动医疗服务的对象。移动医疗市场规模巨大，据比达咨询（BigData-Research）发布的《2019 年第 1 季度中国移动医疗市场研究报告》统计，我国移动医疗的用户逐年增多，截至 2019 年第一季度，移动医疗用户已达 4.66 亿人；而在移动医疗的细分领域中，活跃人数最多的是在线医疗，占总人数的 44.5%，其次是健康管理，占总人数的 38.9%。

5G 技术将带来网络层的全面提升，这在很大程度上满足了医疗实时性、高效性以及稳定性的需求。基于实时图像、语音、视频等技术，5G 能够更高效地帮助医生完成对患者的远程诊断、远程会诊、远程手术等操作。

(2) 远程医疗

在远程医疗方面，5G 支持开展远程影像诊断、远程心电诊断、远程重症监护、远程手术示教业务，应用于超声、内科镜、手术机器人，打破了传统通信环境下时延偏高、带宽不够对远程医疗业务的限制，助力完成对偏远地区的远程诊疗，促进医疗分级。远程医疗的应用场景包括远程会诊、远程影像诊断、远程心电诊断、远程病理诊断、远程重症监护、远程门诊、远程手术示教、远程双向转诊、远程医学教育、远程预约、远程中医诊断等业务。美国对远程医疗非常重视。据 GVR 机构（Grand View Research）预测，美国 DTC 远程医疗市场规模在 2025 年将达到164 亿美元。而对于我国，远程医疗是缓解医患矛盾、实现医疗资源均衡配置的重要途径。进入 21 世纪以后，我国的远程医疗进入快速发展阶段，国家相继推出一系列政策支持远程医疗的发展。在国家政策的推动下，我国远程医疗的市场规模出现了明显增长。

(3) 互联网医疗

在互联网医疗方面，5G 支撑搭建在线交流平台，建立患者、药企、医疗机构、医生的互联互通，开展健康教育、医疗信息查询、电子健康档案、疾病风险评估、在线疾病咨询等多种业务，拓宽了患者获取诊治服务、购买医药的渠道。

互联网医疗是互联网在医疗行业的新应用，其包括以互联网为载体和技术手段的健康教育、医疗信息查询、电子健康档案、疾病风险评估、在线疾病咨询、电子处方、远程会诊以及远程治疗和康复等多种形式的健康医疗服务。互联网医疗围绕患者、药企、医疗机构、医生这四个主体搭建中间平台，为患者提供在线就诊服务，为药企提供在线售药的平台，为医疗机构提供购买医药和医疗器械的线上渠道，为医生提供在线交流场所。互联网医疗服务需求的增加是不可逆转的趋势。

（4）智慧医疗

在智慧医疗方面，5G 可以针对各类疾病的医疗数据建模预测，实现医学造影的病灶识别和分类，为医生诊治提供决策辅助，同时可以构建区域医疗信息平台，促进患者与医务人员、医疗机构、医疗设备之间的互动，实现医疗智能化。

目前，美国的智慧医疗产业最为发达，这源于其强大的研发实力以及植入式医疗设备、大型成像诊断设备、远程诊断设备和手术机器人等智慧医疗设备的先进水平。据亿欧网报道，美国已占据当今全球智慧医疗市场约 80% 的份额，同时，全球 40% 的智慧医疗硬件设备也产于美国。而我国智慧医疗市场规模快速增长，未来发展前景广阔。

5G 技术通过改进智慧医院服务内容与模式，从需求端激发了医疗装备产业的发展活力，促进了医疗装备的研究与创新，加快了医疗装备产业的数字化、精准化、智能化发展，推进了医疗硬件制造业的转型升级。同时，5G 网络以稳定可靠的通信环境为媒介，支持海量医疗数据和信息的交互，丰富了医疗健康服务的内容与模式，为智慧医院服务业构建良好的产业生态奠定了基础。

4.4　智慧医院的数据整合：技术难点与产业供给

智慧医院的数据整合面临着众多挑战，例如，数据孤岛太多、数据不统一等。大数据的出现，助力医疗行业高效地解决当前面临的难题，有力地推动了国家强调的医疗、医改、医保三轮驱动，并依靠数据作为链条，预防为主、防治结合，建成一体化的医疗服务体系。智慧医院数据整合在医疗大数据生命周期中的位置和作用，如图 4 - 7 所示。

医院信息系统是数据整合的关键。医院通过多年建设，建立了以信息化为基础的业务处理系统，实现了医疗业务、物资管理、成本核算和客户服务的信息化，并积累了大量的业务数据。医院的信息化建设，改善和提高了医院的医疗水平和管理效益。随着医疗信息化建设的不断推进，医院的信息系统建设为医院积累了大量有价值的业务信息。然而，这些医疗信息储存于各个信息系统里，逐渐形成了"信息孤岛"。

对数据进行整合和利用是医院信息化建设的主要目的。在医院信息化建设中逐渐显现出数据结构、数据标准化、数据质量、数据时效性及分析功能效率等多方面问题，因此医院信息资源的融合和利用十分必要。通过对医院院内信息资源的整合，提高数据的利用效益，服务于医院内部和医疗机构之间高度共享、格式

智慧医院
技术创新和产业生态构建

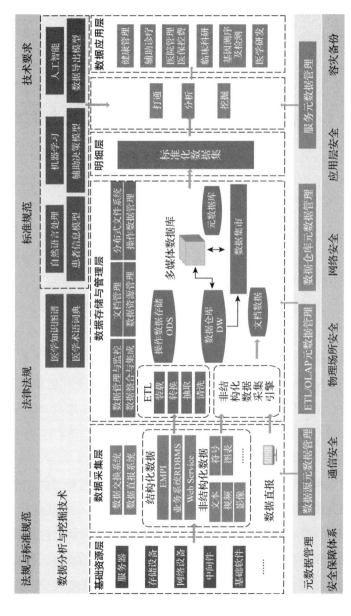

图4-7 智慧医院数据整合在医疗大数据生命周期中的位置和作用

142

统一的数据访问，为医院的管理、决策及科研等数据利用提供可靠的基础平台。

4.4.1　数据整合的技术难点

1）不同系统间数据共享性差，无法进行综合利用。由于缺乏数据整合，因此存在数据不一致的问题。例如，不同系统对入院患者年龄的增长变化计算方法不同，常出现同一患者在不同系统中年龄不同的现象。同时，不同系统的用户重复注册也会导致操作烦琐。

2）数据利用服务不全面。由于医疗业务系统和管理系统相互独立，信息资源未进行整合，因此不能实现医院各项信息的完整展现。例如，医院 BI 系统的设计和实现由于缺乏高度集中共享的数据源，只能在 HIS 系统的基础上建立，导致数据的利用和展示只限于医疗业务中的门诊和住院数据，不能实现医院人、财、物数据与医疗业务数据的整合。

3）数据资源未能实现共享。一些数据资源由多个相关系统调用，造成本系统要与多个系统实现接口，而医院内部和外部有数据需求时则需要人工从各独立系统中选择数据并进行处理。

4.4.2　智慧医院数据整合方案

（1）医院信息系统数据整合解决方案

医院信息系统数据整合解决方案，如图 4 - 8 所示。

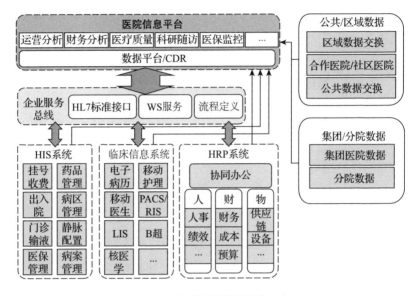

图4-8 智慧医院数据整合方案

1）建立一套信息资源融合库，包含卫生经济、诊疗服务、卫生资源及药品信息等主题数据库。数据之间可以通过科室、工作人员及患者等相关联，形成有机的整体，涵盖医院信息资源的各个方面。

2）建立数据采集系统，将院内各个系统的主要数据汇集到主题库中，需要与其他系统共享的数据也可以在信息资源融合库中找到，从而减少系统间的数据交换，转而变成各个系统与信息资源融合库的交换，提高数据的一致性，减少建立系统间接口所要耗费的人力和物力。通过信息资源融合库建立标准版本，院内各个系统在使用这些信息时直接调用即可，实现了资源的高效共享。

3）建立信息资源融合应用平台，由应用平台对医院提供数据展示、利用和共享服务，解决数据融合利用的问题。

（2）跨机构的数据整合方案

个人健康档案汇集初级诊疗数据、第三方服务数据（如体检、检验）及医院病历数据。信息系统支持智慧医院及其他机构实时数据连通共享。如法律允许，个人健康数据还可以与保险支付数据，甚至个人行为数据（如可穿戴设备、互联网平台数据等）进一步整合。

医院与各机构建立统一的数据标准及结构，并建立数据采集、存储、传输、使用等规范，确保数据在安全私密的前提下被合理使用。

在某些生态体系中，智慧医院是信息整合方，但数据整合范围可能受限于个体医院的数据覆盖面及影响力。在其他生态体系中，政府部门或支付方扮演着信息整合方的角色，此时智慧医院有望获取医院外的全场景健康服务数据，并使数据价值最大化。无论何种情形，跨机构互联互通都是给智慧医院赋能的基础。

4.4.3 数据整合的产业应用

医院常因缺乏充分整合的结构化数据而难以挖掘数据价值，但智慧医院可以通过院内院际集成平台及数据中心来驱动智能分析。当然，在任何场景下收集数据都需要遵守法律的规定并保护患者的隐私。医院基于集成的结构化数据进行分析，通过实时监测、风险预测、及时干预，可以大幅提升诊疗质量及运营效率。

1）在诊断方面，利用深度神经网络技术处理医学图像，诊断一系列疾病。研究表明，人工智能已具备与普通医生相当的诊断准确率。例如，杭州邵逸夫医院正在研究运用人工智能评估肝病诊断分级；广州市妇女儿童医疗中心与美国加州大学圣迭戈分校合作，利用深度学习算法处理电子病历数据，多种常见儿科疾病的诊断准确率已与经验丰富的医生相当。

2）在预防与治疗方面，电子病历的大数据分析有助于早期预警及提前干预。利用患者行为、医疗和理赔数据，医院可对高风险患者再入院风险及慢性病进程进行预测。虽然发展中国家的数据质量存在挑战，但经验表明，只需几年的理赔数据即可建立相对准确的风险模型，帮助医疗机构设计更好的人群健康管理项目。

3）在运营管理方面，智慧医院的手术排班可以通过大数据分析进行优化，根据潜在的手术时间及难易程度，整合零散的时间表，减少手术室空置。

4.4.4 医疗大数据的产业挑战

虽然医疗大数据产业蓬勃发展，但是受限于市场机制、数据共享的价值鸿沟、数据隐私等多种问题，目前医疗大数据产业发展还面临着诸多挑战。

(1) 大数据交易市场机制不完善

虽然国内多个省市建立了大数据交易中心，但是数据拥有者存在价值认知的鸿沟，很多数据拥有者不放心让自己的数据进行交易和流通，担心泄露个人隐私和医院机密。同时，社会还未普遍形成数据交易的习惯，大数据交易市场需要一个用户培育的过程。在大数据交易的过程中，现有数据付费模式一般为先付费、一次性付费、按次付费等。目前大数据企业盈利能力整体偏弱，数据变现存在难度，在这样的付费模式下，大数据企业很难购买大量的医疗数据并进行分析和挖掘，这也是导致医疗数据交易不畅的原因之一。在数据交易的过程中，数据所属权很难界定，当同样的数据被多次交易时，如何保障数据拥有者的利益也是目前大数据交易市场所面临的难题和挑战。

（2）医院间大数据流通不足

目前，医疗行业的大数据流通性较差，行业数据处于分隔状态。部分大型医院能够实现数据业务闭环，因此公开数据资源的动力不足，导致很多小型医院很难获取其数据资源。而且不同医院的数据标准也不统一，很多行业内的数据格式、质量差异都很大，再加上数据治理的成本十分昂贵，导致行业数据统一化管理难度加大。另外，不同医院的数据关联难度很大，在出台数据隐私保护相关政策以后，如何根据医院间的非敏感信息对用户数据进行关联，是跨医院数据流通亟须解决的难题。

（3）数据共享和隐私保护难以均衡

数据共享和隐私保护是数据利用的两个对立面。数据共享是为了充分结合各方面的数据，挖掘数据背后的潜在价值，而在这个过程中势必会涉及分析出患者、医院甚至国家相关的隐私信息，从而导致隐私信息的泄露。从企业发展层面来看，医院间的合作必然会牵扯到数据合作。如果对数据仅进行脱敏处理，合作医院亦能通过数据的关联性分析出用户敏感信息，从而出现隐私泄露风险。如果医院对数据进行过度处理，共享数据的有用价值就会大大降低，从而制约医院和企业的深入合作和高速发展。因此，如何在数据共享和隐私保护之间进行权衡、如何进行关键技术的研发，是医疗大数据产业发展所面临的重大挑战。

随着医疗数据的积累、大数据关键技术的研发、国家政策的大力支持，医疗大数据产业将拥有优越的发展环境，产业生态也会逐渐形成。然而，目前医疗大数据产业在数据交易、共享流通、隐私保护等方面面临难题和挑战，必须积极创新大数据关键技术的研发，以加快推进大数据产业的发展。

4.5 智慧医院的上层应用："戴着镣铐跳舞"的软件与运营服务商

4.5.1 智慧医院上层应用系统的现状和挑战

目前，大部分医院已经部署了各类数字化信息系统，例如，医院信息系统、电子病历系统、临床信息系统、实验室信息管理系统、医学影像信息存储系统、床位管理系统、血库管理系统等。这些系统有效地提升了医院的数字化和信息化建设水平，提高了医院的管理效率和医疗服务能力。

传统医院的管理决策部门主要基于传统方式做统计工作，导致员工工作负荷大、数据更新效率低、决策信息滞后，很难挖掘数据背后的价值，难以实现数据价值最大化。随着大数据和人工智能等技术的快速发展，诞生了辅助医疗系统、院长辅助决策支持系统、临床决策支持系统、绩效考核系统等更加智能的系统，但这些系统在大部分医院的普及率都很低。智慧医院上层应用系统面临的挑战主要集中在以下三个方面：

1）政策监管。医疗行业具有政策强监管特征。在通常情况下，法律法规的制定慢于技术的创新应用。因此，政策的不确定性将为从业者带来巨大风险，如在 2017 年出现了有关互联网医院牌照撤回的传言，而在 2018 年 5 月国务院办公厅再次认可了在线问诊的重要性。

2）市场认知。在物联网及智能硬件的普及下，稳定的用户基础已经形成，如何根据用户数据提供有价值的指导是企业面临的问题。大多数医疗机构没有针对大数据管理设立特定的职能机构，且缺乏熟悉医学与大数据的复合型人才。因此，企业在面对 B 端客户时，将面临大数据产品使用者需要被教育和培训的挑战。

3）数据安全与分享。当企业面向全球市场时，将面对更加复杂的环境，如何解决数据分享的安全隐患便成了问题。据 Intel Health Barometer 在美调研，70%～84% 的患者更倾向于分享一些被动记录的健康信息（如血糖、血压、心率等），仅 47% 的用户愿意公开就诊记录。多数用户担心个人数据会有被盗的风险。因此，如何提升数据共享意愿、解决共享时的安全隐患是企业亟需解决的问题。

4.5.2　人工智能促进医院智慧化发展

人工智能是一项为机器赋予人类行为能力、思考能力、情感能力的科学技术，将使人类从烦琐的脑力劳动中解放出来，代替人类发现自然智能，辅助人类进行经济社会各领域的研判与决策。人工智能对医疗领域的影响是开创性、变革性、颠覆性的。智慧医疗利用人工智能技术将数字化人体和数字化医疗等高度智慧化，部分代替了以往由人力完成的医疗工作，构建了从底层基因、中层病症数据到上层诊断和手术上下一体，以及人与机器互联、协作、共进的新医疗体系。基于人工智能的智慧医疗产业，其发展方向有以下四个：

1）健康管理。在健康管理方面，WellTok 公司与 IBM 公司联合打造智慧医疗平台，以数据分析服务加强个人健康管理、改善生活习惯，还融合了医疗硬件、医疗保险、健康内容、健康应用等，丰富了平台生态。

2）智能辅助诊断。智能辅助诊断的底层核心是知识图谱，通过把病症描述置于知识图谱中，使机器智能根据知识关联的映射进行病情的推理和确诊。由于知识图谱构建的工程量和难度较大，因此辅助诊断现在发展较为缓慢。百度公司发布了"百度医疗大脑"等产品，通过让机器学习海量医疗数据、专业文献、医学教材，模拟医生问诊流程，采集、汇总和整理病人的症状描述，与患者进行反复交流和多重验证，最终给出治疗建议。

3）医学影像。智能机器可以根据病人拍摄的医学影像资料，对病人的病情进行确认诊断。医学影像领域发展较早，已涌现出以汇医慧影、医众影像、医渡云等为代表的影像云服务公司，同时还出现了 DeepCare、推想科技、图玛深维、雅森科技等提供智能影像分析与诊断服务的公司。医学影像发展相对于其他领域较为超前，但存在大批量数据标注困难和标注质量难以控制的问题。DeepCare 公司专注于研发影像识别技术，通过对医疗影像进行检测、识别、筛查和分析，寻找新录入病例与已确诊病症的匹配性，为医生诊疗提供辅助支持；雅森科技则利用数学模型和人工智能技术定量分析医疗影像，提高诊断的精确性。

4）疾病预测。通过搭建基因数据库、处理基因数据、可视化表达基因测序，可以实现基因组与表型组和疾病组的有机关联。碳云智能公司发布了觅我健康管理平台，可以将人体各器官、生命体征和社会行为数据全局数字化，进而建立起人体基因数据与身体运转数据的量化关联。金准基因公司打造了遗传病智能化解读系统，首先提取和处理 DNA 数据，然后进行测序分析，最后根据数据分析的结果完成对疾病的关联分析。

4.5.3 "戴着镣铐跳舞"的软件与运营服务商

（1）院外数据应用场景

院外数据应用场景主要体现在健康管理服务方面，而能够提供健康管理服务的企业主要有两类。一类是偏健康数据收集类企业，为健康或慢病人群提供饮食、运动等个性化的健康方案；另一类是偏轻问诊类企业，提供智能分诊、轻问诊、预约、转诊等服务。目前，C 端服务盈利能力有限，部分企业依托其健康管理或问诊能力为企业端客户提供服务。例如，妙健康依托其多维度健康数据及平台搭建能力，为雇主提供内部员工的健康管理服务，为疾控慢性病中心搭建健康信息平台提供技术服务；平安好医生结合其终端智能应用，为用户提供智能分诊，为医生提供辅助决策等服务，辅助政府搭建区域信息化平台。如图 4-9 所示。

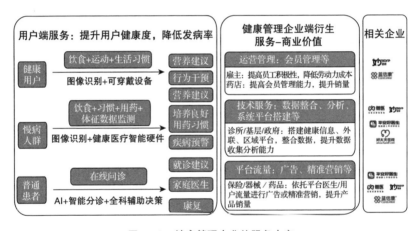

图 4-9　健康管理企业的服务内容

大部分移动医疗公司在经历了四五年数据沉淀后，积累了大量的数据样本，然而如何通过技术将其转化为可被解读的报告仍需时间。目前，健康医疗大数据行业的支付方主要集中在 B 端，包括医院、药企、药店、保险、政府等多类企业；且在主要支付方中，药企、保险已形成了一定的支付习惯。健康医疗大数据的收费方式有多种，包括项目制、SaaS 服务收费、软件租赁费、增值服务费等，前三种为现阶段的主要收费方式，而增值服务费将随着大数据及 AI 应用场景的增多而增加。

（2）院内数据应用场景

在研发成本、运营成本不断升高的背景下，医疗机构、药企、药店、保险等机构或企业亟须一套解决方案，以便在降低成本的同时提升顾客满意度，最终增加营业收入。该类企业利用人工智能技术分析挖掘已有信息，为医疗机构、药企等提供有效的改善运营、提升服务效率的解决方案。目前，提供相关业务的企业主要有三类（如图 4 - 10 所示）：①技术驱动型，多为人工智能技术公司，如推想科技、羽医甘蓝、LinkDoc 等技术型企业；②信息化和互联网等企业的新业务拓展，如东软医疗的区域信息化、微医的微医云业务等；③政府主导的健康医疗大数据集团，如中电集团将在成都规划、建设和运营国家健康医疗大数据平台，开展健康医疗领域的数据汇集、治理、共享开放和应用生态建设。

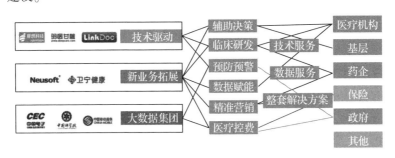

图 4 - 10　院内数据主要业务

从院内数据付费方来看，药企、体检的付费意愿及能力最强；医院、保险、药店等机构企业的付费意愿较弱，需要时间进行市场培育。此外，在商业化的道路上，医学影像类公司也可以针对器械、美容等高端机构进行产品研发，满足高端用户的服务需求及心理需求。现阶段，针对不同客户的常见收费方式有三种：①软件租赁或解决方案，企业为医院机构或政府（省市卫生健康委）搭建系统或软件服务（如语音录入、电子病历搜索等），获取一定的技术服务费或软件租赁费；②数据收入，企业为体检机构提供影像识别服务，提高影像读取效率，或利用机器学习为药企提供服务，以便提高药物发现的"命中"概率；③产品绑定，将成熟模型与健康医疗器械绑定，辅助提升其市场竞争力，大数据企业将获得一定比例的提成或资源；④按使用次数收费，未来人工智能技术在获得三类器械认证后，可在患者就医时实现按次付费。

4.6 智慧医院的云服务：关键瓶颈与发展策略

云计算技术的发展提升了智慧医院在存储数据、管理数据和应用数据方面的能力。通过在云计算平台上部署，实现智慧医疗、智慧管理和智慧服务，完善智慧医院的数字化、智能化、网络化的生态环境。智慧医院的云服务是对传统医院服务模式的技术创新，主要特征是将医院的数据中心放在云端，进而提高医务人员的服务质量，降低医院的运营管理成本，同时提升患者的就医体验。

通过智慧医院的云服务，普通患者可以获得在线挂号问诊等医疗服务，医务人员可以快速调取患者的医疗档案并借助云平台上的智能诊断程序提升诊疗服务，医院管理者则可以通过云平台使用医院设备的智慧化管理服务。政府相关部门、医疗科研机构等也可以使用智慧医院云平台提升服务能力，例如，疾控中心可以及时发布重大疫情预警，医疗科研机构可以发布最新的医学研究成果等。

4.6.1 智慧医院云服务的特点

传统医院的数字信息系统由于相互独立、缺乏统一的数据标准，不同系统之间难以共享数据，导致医院积累的大量数据不能被有效地挖掘利用。智慧医院云服务平台借助云计算集中式数据中心，将分散的医疗数据存储在云端，构建医疗资源服务中心和数据中心，使得医疗服务跨区域共享、医疗数据跨系统共享成为可能。智慧医院将医疗服务部署到云端后，患者就可以随时随地通过医疗云服务端口享受医疗服务，提高了医院的医疗服务能力。同时，智慧医院借助于云计算技术强大的计算能力和存储能力，可以部署复杂的医疗应用服务，例如智能辅助诊断和医学影像分析等，最终形成一个可以不断升级和发展的智慧医院云服务生态系统。相对于传统的医疗服务模式，智慧医院云服务模式具有以下特点。

（1）医疗数据的跨医院共享

传统医院在医疗信息化过程中各自为战，每个医院都采用自己的信息系统存储患者的医疗信息，包括健康档案、医学影像、电子病历等，这造成了各个医院的医疗数据缺乏统一的格式，难以共享，形成了"数据孤岛"。患者相关医疗信息共享困难影响了跨院救治和远程医疗的效率，也很难对不同医院的数据实现高效管理。通过医疗云服务平台，智慧医院的医疗数据按照统一协议存储和管理，实现患者医疗数据跨医院共享，协作医院的医生可以获取详尽的患者历史数据，提高医学诊断的准确性，进而提高智慧医院的服务水平和服务质量。

（2）医疗服务的多样性

传统医疗信息服务提供的服务品种单一，服务更新缓慢。作为一个完善的医疗云生态系统，云平台本身可以提供基础的医疗服务，比如远程医疗诊断、个人健康档案、远程预约挂号等。通过开放策略，第三方开发者可以利用平台的服务接口和数据来开发更多个性化、满足细分市场需求的医疗应用，并发布到平台上，从而极大地丰富平台上的医疗应用。用户可以根据自身需求按需选择和订购所需的医疗服务。

（3）医疗服务的个性化

智慧医疗云服务平台提供了丰富多样的服务，用户可以根据自身需求灵活配置、按需付费。平台用户在个人服务管理中配置所需要的服务种类，平台记录用户配置，根据用户配置提供个性化的服务组合，并按用户使用情况计费，由此实现了医疗服务的按需配置、定量计费。

（4）医疗数据可利用性高

随着时间的推移，云平台会积累大量的病历、健康档案、日常健康数据等。通过对这些数据进行挖掘分析，为宏观决策、医学研究、个人健康预警等提供了丰富的数据支撑。而且，随着时间的推移、数据量的累积，其价值也会越来越高。与之相反，在传统的医疗信息化中，医疗数据分散，格式标准不统一，难以提取数据并进行有效的分析和挖掘。

(5) 医疗服务的高可用性

鉴于云计算的优点，部署在云端的医疗服务应用，可以根据访问量需求，按需扩容，服务不会因为系统处理能力不足而无法服务。由此，不但节省了购置大量硬件资源的成本，还使得服务在任何时间段内都能保证其可用性。另外，在传统的医疗信息系统中，患者的医疗数据由医院保存，由于医院缺乏专业的信息技术人才和完善的管理机制，一旦发生自然灾害、黑客入侵等意外，数据很容易遭到丢失或泄露。而云计算强大的灾备功能使得存储在云端的医疗数据能够获得有效的保护。

4.6.2 智慧医院云服务的关键产业瓶颈

智慧医院云服务的关键产业瓶颈主要包括以下三个方面：

(1) 数据资源整合

资源整合是云计算的重要特征，它能对现有信息孤岛中的数据进行有效整合，实现"大数据"集中处理，以提供更强大的应用支撑能力。将云计算技术应用在智慧医院中，能将原来医院信息系统下相互独立的多个应用平台及信息孤岛中的大量数据进行有效整合，以便更好地为用户提供医疗信息服务。

（2）高可靠性

在云计算模式下，所有的应用信息服务都分布在不同的服务器上，并通过在云端使用数据多副本容错、计算节点同构可互换等措施来保障服务的高可靠性。将云计算技术应用在智慧医院中，重要的医疗信息数据全部集中存储在云中，降低了数据存放在医院服务器上丢失或者泄露的风险。

（3）数据隐私和安全

数据安全是智慧医院信息服务实现过程中面临的极其重要的问题。某些数据，如医院运营数据、核心医疗技术等属于内部资料，不便公开，所以采用公用云和私有云相结合的模式。总体思路是各医院将涉密的数据（如内部的日常事务、工资福利、收支运营、核心技术等不可公开的信息）放在私有云上，仅供医院内部使用；而将可公开的信息和服务放在公用云上，与其他医疗机构共享，并对社会开放。对于患者、医保机构、药品生产商等而言，公用云是使用智慧医院信息服务的窗口。患者可在公用云上查询个人的诊疗信息，以及医院和医生的相关信息，为复诊和转诊带来便利。医保机构可在公用云上查询患者诊疗清单并核实相应费用，以便开展正常的医保报销等服务。药品生产商可通过公用云随时查询药品库存和使用等数据，以便及时补充库存，为医院和药房调配药品提供方便。

4.6.3 智慧医院云服务的产业发展策略

智慧医院的数据量规模庞大,并且大多包含时间、地点等多种属性信息,所以存储结构较为复杂。智慧医院云服务,必然要涉及医疗大数据的存储、管理与分析,进一步又必然要涉及云计算技术,以便智慧医院提供各种基于海量数据的信息服务。基于云服务的智慧医院主要有以下产业发展方向。

(1) 优化云计算发展环境

立足信息经济和网络经济的发展制定相应的产业政策,完善基础设施建设,营造安全可靠、标准统一的云计算发展环境,需要以下措施:一是尽快制定医疗数据保护法内容安全审查和处置等方面的法律法规和政策,明确政府、企业、个人在数据生产、收集、处理和使用方面的基本规则,明确数据所有者与处理者的权利与义务,加强个人信息保护;二是加快推进云计算相关信息安全立法,开展云环境下信息安全等级保护、信息安全风险评估和认证、网络信任体系建设以及重要信息系统灾难备份与应急建设等工作;三是加快制定数据接口、测试评价、运维规范等技术和服务标准,着力推进云计算相关标准的国际化;四是降低云服务商的运营成本,如根据数据中心能源使用效率实行阶梯电价,在"营改增"中将带宽成本纳入税前抵扣等;五是统筹数据中心的建设和宽带发展,鼓励建设整合虚拟化、自动化、广域数据加速、安全以及绿色节能的新一代数据中心,提升宽带接入普及率、速率和传输网交换能力,加快发展移动通信网络,提高移动宽带接入水平。

（2）推动非涉密医疗数据的开放和商业化开发利用

一是出台相关的法律法规，明确界定哪些数据关系医院患者的隐私、属于保密信息，哪些数据属于公共信息；二是鼓励医院建立开放的数据平台，各部门非涉密的数据接口对该平台开放；三是推动医院对涉及健康安全的数据公正、准确、实时地对大众开放，如疫情统计、病患比例、患者监测、疫情预警等基础信息；四是引导社会资金对信息资源进行开发利用，鼓励第三方应用开发商对非涉密数据进行商业化开发利用，面向患者提供更多更好的信息服务。

（3）构建产业链开放协作的创新体系

一是鼓励电信运营商、软件开发商、系统集成商和互联网企业共同构建协作的产业链体系，加大投入，强化技术攻关，力争在芯片、基础软件、高端存储等领域取得突破，培育国产芯片、基础软件、整机系统、应用软件等一体化安全的产业链，共同推动云计算的普及和发展；二是制定支持开源社区的激励政策，鼓励国内企业共同合作形成开放开源的技术池；三是以开放的心态发展核心技术，明确哪些技术必须支持国内企业自行研发，哪些技术可以通过开展国际合作来进行研发；四是加强国产服务器、网络设备、存储设备、云操作系统等软硬件产品在政府、金融、电信、医疗、教育等领域中的应用推广，建设自主可控的信息产业体系。

第 5 章

从智慧医院走向一体化智慧医疗健康服务

近年来，随着国家政策的大力扶持、医疗机构信息化建设的完善以及边缘计算、5G、人工智能等现代信息技术的发展，智慧医院逐渐进入了发展快车道——数字化程度不断加深，支持实体医院与互联网医院融合共生，并在区域医疗信息系统安全监控的前提下，逐步从院内走向院外，既可以在院内开展面向患者的智慧服务、面向医务人员的智慧医疗、面向管理人员的智慧管理，还能够支持开展远程医疗、移动急救、互联网诊疗、智慧养老医养结合等新型服务应用，形成院内院外一体化智慧医疗健康服务机制。如图 5-1 所示。智慧医院的发展，推动着传统医院组织形态与运营模式的改进，促进着医疗服务模式不断创新，能够真正惠及民生，保障人民群众的生命健康与安全。

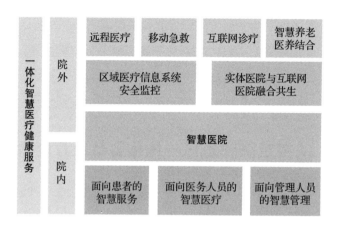

图 5-1　一体化智慧医疗健康服务的框架

5.1　实体医院与互联网医院融合共生：医疗与产业界的认知差异

5.1.1　实体医院与互联网医院的内涵与价值

实体医院是以诊疗疾病、照护患者为目的的传统医疗机构，针对特定人群实施医疗、预防、保健、健康宣教，且带有一定的社会公益性，由医疗、护理、医技、药剂、管理、工程技术、后勤保障等各类人员通过分工与协作开展日常工作。它以诊断和住院治疗为主要业务，拥有健全的人才、设备、基础设施配置，凝聚了专业的诊断、治疗、护理、管理人员队伍，针对门诊、住院、药房、手术、疾病预防控制等环节形成了完整的组织架构，部署了各类专业的诊断设备、治疗设备以及辅助类设备。

如图 5-2 所示，实体医院采用面对面的形式进行检查、护理、诊断及治疗，构成了患者在线下获取医疗服务的主要途径，在复杂病例与重症治疗上有着不可替代的作用。如在新冠肺炎疫情防控期间，全国各地迅速划定定点医院，针对新型冠状病毒肺炎患者集中收治，承担了患者的隔离、治疗、康复护理等重要任务，在疫情应对与处理过程中发挥了非常关键的作用。

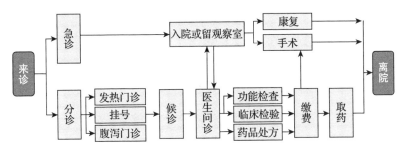

图 5-2　实体医院服务场景

互联网医院采用线上对话的形式开展诊断、咨询等服务，为慢病与非急症患者拓宽了就医问诊的渠道。2018 年 4 月，国务院办公厅印发《关于促进"互联网＋医疗健康"发展的意见》（以下简称《意见》）。《意见》中把互联网医院现有发展模式归纳为两种：第一种互联网医院，以医疗机构为主，部署软硬件设施、自主运营，在原有线下业务基础上拓展线上业务，利用新技术延伸服务范围；第二种互联网医院，由互联网企业和医疗机构联合申办，企业提供平台衔接医疗机构和患者，医疗机构提供医疗资源开展服务。

在国家政策引导以及医疗行业需求的推动下，互联网医院得到快速发展，数量逐步增长。此次新冠肺炎疫情期间，互联网医院则承担了疫情防控期间常见病、慢病在线诊疗的主要职责。如阿里健康上线湖北地区在线义诊服务后，4天内超过160万人访问在线义诊，部分医生平均每天接诊200多人。

5.1.2　实体医院与互联网医院的特征对比

（1）从整体经营模式来比较

实体医院采取重资产、固定地点的经营模式，有统一规范的运营、管理、责任划分机制，对医护人员的医疗行为有成熟、明确的规章制度，同时由相关卫生主管部门进行等级评定以及日常运转的监管。对于患者而言，实体医院的可观、可控性更高，诊疗质量更值得信赖，但同时由于固定地点经营，可及性与辐射范围会受到限制。而互联网医院采取轻资产、云端诊室的经营模式，在网络畅通的条件下即可申请会诊、咨询。但是对于患者而言，互联网医院的可观、可控性偏低，诊疗质量信赖度不足，维权与追责机制不明晰。总体而言，实体医院与互联网医院的经营模式各有特点，这些特点会根据医疗业务场景的不同表现为助力或限制。

（2）从组织架构来比较

实体医院主要有医护业务、职能、医务管理和行政后勤等几类部门，组织架构如图5-3所示，以医护业务部门为主，具体包括了内科、外科、麻醉科、检验科、影像科、儿科等科室，为来医院寻医问诊的患者提供所需的医疗服务，同时设置规范的晋升、评定机制来考核医生的医疗行为与技术水平。互联网医院的组织架构类似于企业，主要有门诊、医务、药学、财务、运营、人力资源、信息保障等部门，组织架构如图 5 - 4 所示，以运营为主，通过运营来促进互联网医院的规模化发展，推动建立用户习惯，保持用户黏性，逐步进入商业盈利阶段，从而实现长久持续经营。

医护业务部门	设有内科、外科、麻醉科、检验科、影像科、儿科等，针对相应患者执行诊断、治疗等工作
职能部门	设有办公室、人事处、财务处等，负责医院的人事、财务等基础的事务性工作
医务管理部门	设有医务部、院感部、学委会、质委会等，负责医院医护业务的管理与质控
行政后勤部门	设有信息处、器械科、设备科、后勤科等，提供所需装备、网络、信息系统、物资等基础支持，维护日常医护业务的顺利开展

图 5 - 3　实体医院的组织架构

门诊部门	• 负责互联网医院就诊过程中的平台咨询、分诊业务等；对在互联网上出诊的医生进行排班；负责在线复诊过程中的质量控制
医务部门	• 制定相关诊疗制度，规范医生的在线权限与诊疗尺度，负责合作医疗机构中医护人员、诊疗设备等准入互联网医院的考核及审批工作
药学部门	• 负责合作药店和合作医院药房的准入管理、药品目录管理、电子处方的审核和点评、合理用药监测等
财务部门	• 提供运营和财务分析报告，根据分析报告制定和实施投资、融资以及收益使用计划；负责运营过程中的收费、医保支付、收费凭据开具等工作
运营部门	• 具备线上、线下服务对接渠道，提供人员管理、用户体验、客服咨询、政策协调、责任处理功能，及时处理互联网医院运行过程中的用户答疑、问题受理、基础随访等工作
人力资源部门	• 根据国家政策，对互联网医院专科医护人员准入资格进行考核与审批，包括人员聘用、绩效分配、人才管理等工作
信息保障部门	• 负责互联网医院系统运维，系统开发，测试、上线等工作 • 保障整体业务的顺畅进行，通过与医疗机构信息系统进行对接，实现对基础诊疗服务的数据保障，与区域性的卫生信息系统进行数据共享和交互，进行大数据分析利用

图 5 - 4　互联网医院的组织架构

（3）从基础设施来比较

实体医院建有完备的基础设施体系，涵盖医院建筑、检验设备、影像设备、病房配套设备、手术配套设备、急救车及配套装备等，作为开展日常工作的支撑。互联网医院依托视讯会议终端、医疗信息化系统等软硬件设备以及网络来支持开展在线、远程医疗业务。

（4）从业务开展来比较

互联网医院通过互联网提供求医、电子挂号、预约门诊、预定病房、专家答疑、远程会诊、远程手术、远程医务会议、新技术交流演示等服务，不论患者身在何处，足不出户就能得到医疗服务。实体医院则可以提供门诊、常规治疗、手术治疗、住院、检验、影像、急救等全方位的医疗服务，尤其是急重症患者的诊疗救治工作，主要是由实体医院来完成的。

在医疗卫生体制改革的背景下，实体医院、互联网医院凭借各自的优势与特点在医疗行业中占据着重要的地位，在经营模式与业务应用上表现出高度的融合性与互补性，共生共赢，共同构成了满足广大人民群众各类健康需求的完备的医疗服务体系。

5.1.3　实体医院与互联网医院共生共赢

通过比较分析，可以明确实体医院与互联网医院存在一定的差异性与互补性，同时也有各自存在的意义与不可取代的价值。一方面，传统的实体医院是大家熟知的医疗组织和形式，也是现阶段医疗的主要组织形式和业态，但是面临着区域医疗资源不均衡、看病难等痛点，需要互联网医院分流慢性病复诊等常规业务；另一方面，互联网医院是实体医院的外延展现与补充，以数字化、信息化、网络化为平台搭建网络诊室开展便捷服务，非急症患者可以选择网上就医，不再需要往医院跑，看病将更加方便快捷。但是互联网医院由于自身的局限性，无法开展复杂疾病的治疗以及进行及时的现场处理。为了缓解医疗资源不足的矛盾并优化资源配置，实体医院与互联网医院共生共赢将是未来的发展趋势与医疗卫生体制改革的必由之路。随着信息化技术的发展与更新，实体医院与互联网医院将逐步融合发展，支持各类一体化智慧医疗服务与应用，共同构筑更健全的医疗服务体系。

实体医院与互联网医院的共生，一方面可以发挥互联网的相关优势，大大提高医疗效率，在一定程度上缓解"看病难"，促进公立医疗机构开展"互联网＋"服务，通过分时段诊疗、家庭医生签约、远程医疗等服务模式和手段，提升工作效率和服务等级，让有限的医疗资源在不同医院、地区间更加合理地配置；另一方面，通过实体医院的医疗资源支持互联网医院在挂号和咨询服务的基础上扩展远程诊疗功能，帮助患者放心地在网上看病，借助互联网医院的便捷入口，快速找到适合的医生在线问诊，同时患者在实体医院完成初诊后，还可以选择通过互联网医院进行复诊及健康管理。

依托两者之间的紧密配合，消除由于组织形态而造成的业务

壁垒，打通实体医院与互联网医院之间的流程，支持提供实时在
线咨询服务，利用线上途径传递相关诊断材料，快速拿到医生的
处方和治疗方案，简化挂号排队的流程，降低时间成本，同时可
支持服务全流程数据留痕、诊疗费用透明，促进医疗业务生产关
系的重塑和连接成本的降低，为实体医院开展跨区域诊疗服务提
供支撑。两者共生共赢，促使需求方、医疗服务方、支付方、资
源提供方建立新的生产关系，实现了虚实结合与线上线下连接，
惠及民生。

5.1.4 医疗界与产业界的认知差异

在医疗界看来，互联网医院发展在规范性、诊疗效果等方面
面临重重问题，亟待解决（如图 5 – 5 所示）：

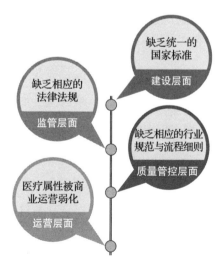

图 5 –5 互联网医院存在的问题

1）在建设层面，缺乏统一的国家标准。目前各地互联网医院仍处于各地自行探索的阶段，各家医院按照所在省份的互联网医院监管平台的发展政策、细则来执行实施，建设状况存在差异，缺乏相应的国家标准、行业标准作为参考。同时，这对互联网医院与实体医院形成规范的融合对接机制也制造了障碍。

2）在监管层面，缺乏相应的细化法律法规。根据国务院［2018］26 号文件和国家卫生健康委［2018］25 号文件的精神，互联网诊疗行为主要是复诊。如何定义复诊，国家文件要求复诊需要拿到患者病历资料。但是，提供互联网诊疗服务（复诊）的医生如何判定患者病历的真实性、可靠性和病案质量，以及是否存在骗保、病历顶替等问题，这一切尚未明确。此外，监管的主体责任方与相应的管理办法也未建立，谁来管、怎么管的问题尚待解决。

3）在质量管控层面，缺乏相应的行业规范与流程细则。在互联网医院的运营过程中，对经营范围的界定、坐诊医生的资质鉴定、医患管辖权解决机制、纠纷责任认定、线上收费评估等没有统一权威的处理流程。目前所有基于互联网医院的质量控制管理都需要互联网医院依托的实体医院做规范，国家层面并未出台相应的对互联网医院诊疗质量和行为的监管法律法规。

4）在运营层面，互联网医院的医疗属性被商业运营弱化。为了追逐盈利，互联网医院往往把获客、流量、日活、客单等当作关键运营指标，可能会偏离"医疗本质"。而实体医院则是依靠医疗技术、科研水平、治疗效果等方面的优势通过品牌效应来获取患者青睐，在运营过程中会更好地坚持医疗属性。

在产业界看来，实体医院将来会在共生共赢中呈现出以下发展趋势：

1）呈现垂直分工合作的特征。城市三级医院将通过与基层医疗资源的合作，建立医疗集团和紧密型医联体来进行市场拓展。同时，分级诊疗政策的贯彻落实，将进一步推动医疗行业的资源整合和渠道细分，把普通常见病和慢病病源下沉到基层的小型医院，而大型三级医院则加强急危重症与疑难危重业务的建设，尤其是外科业务、新技术应用等方向的发展，将走向医教研一体化，引领医疗技术突破，培育优质医疗资源。

2）加速与互联网等新技术的融合发展，改进服务模式。一方面公立医疗机构通过开展分时段诊疗、家庭医生签约、远程医疗等服务模式和手段，提升工作效率和服务等级，让有限的医疗资源在不同医院、地区间更加合理地配置。另一方面，通过开展各类智能应用，提供预约、挂号、咨询的入口，推出自助机上微信支付、支付宝支付、诊区支付以及各类平台预约挂号和检验结果查询等服务，并通过移动查房车、查房机器人等数字化医疗装备提供更到位的监测与护理服务，提升患者在诊疗中的体验，持续提升患者的就医获得感。

5.2 远程医疗服务与区域医疗协同：产业支撑力不断增强但关键瓶颈依然存在

5.2.1 远程医疗服务与区域医疗协同的内涵与价值

远程医疗服务是一方医疗机构（简称邀请方）邀请其他医疗机构（简称受邀方），运用通信、计算机及网络技术，为本医疗机构诊疗患者提供技术支持的医疗活动。概括地来说，远程医疗服务的内容主要分为以下三类：①医疗服务类，如远程 B 超、远程病理、远程会诊、远程护理等；②医学教育类，如远程医疗教学、远程学术交流、远程技能培训等；③医学信息类，如远程医疗数据互联互通、电子健康档案数据共享、医疗文献传递等。远程医疗带动了现代医疗服务向更广、更深的领域发展，以网络为桥梁，以新技术为驱动，促进了医疗业务组织形式和服务模式的创新，突破了时间、空间的束缚，使有限的医疗资源能够得到充分利用、发挥最大价值。

区域医疗协同，主要是针对区域内省、市、县、乡各级医院在系统、数据、业务等层面开展密切协作，进而提供连续性、综合性的医疗服务保障，创新医疗服务模式，提高整体服务效率，推动分级诊疗政策的落地，促进区域内医疗资源的整合和共享，拓展优质医疗服务的覆盖范围，为人民群众提供更便捷、更到位的医疗服务。如图 5-6 所示。

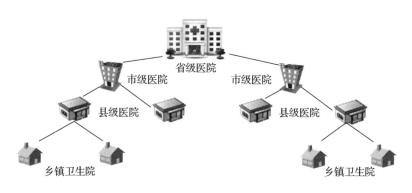

图 5-6 区域医疗协同

远程医疗服务是开展区域医疗协同的重要支撑。针对无法解决的复杂病例，基层医院可以向大型医院申请远程医疗，利用远端专家进行远程会诊，协助制定诊断及治疗方案，或者根据专家指导意见安排病患进行及时转诊，尽快进行下一步治疗。针对常规病例，可以从大医院分流到基层医院，降低大医院的运营压力，缓解人满为患看病难的问题，同时促使基层医疗卫生机构保持活力。

区域医疗协同，可以通过区域内各级医疗机构的协同，消除不同医院在组织结构上的壁垒，推进医疗共同体建设，促进医疗信息共享，支持在各级医院之间进行病理、影像信息的上传，针对复杂病例开展跨院病历信息调阅和对比诊断，确保诊断决策的科学性，提高医疗数据的利用率，提升远程医疗服务效率。

远程医疗服务是区域医疗联合体内医疗资源流动的重要形式

与载体，在逐步推广中实现了区域内医疗资源与基层群众的连接，促使区域医疗协同真正惠及民生。区域医疗协同，针对各级医疗机构构建完备的区域医疗网络、信息系统与合作协同机制，实现医疗资源的整合，推进远程医疗服务的规模化扩展。两者共同推动了区域内医疗资源的上下联动与优化配置，提升了整体的服务能力，能够最大化地发挥医疗资源的效能。

5.2.2 产业概况

远程医疗是缓解我国医患矛盾，实现医疗资源均衡配置的重要途径。进入 21 世纪后，国家相继推出政策支持远程医疗的发展。在国家政策的推动下，各级医疗机构的参与度不断提高，远程医疗的覆盖范围越来越广，实现了区域内大型综合医疗机构与基层医疗机构的连接。另外，伴随着物联网、人工智能等新技术的发展更新，智能医疗终端研发能力和创新水平逐步提高，为远程医疗的推广和普及提供了有力的支撑。根据国家远程医疗中心的调研报告，如图 5-7 所示，以三级医院远程协作医院的数量为例，平均协作国外医院 0.81 家，省外医院 24.77 家，省内医院 234.75 家。在协作的省内医院中，平均协作省级医院 3.35 家，市级医院 10.61 家，县级医院 36.43 家，社区及乡镇医院 112.78 家，村卫生室 71.58 家。关于协作医院的数量，国外较少，省内多于省外。

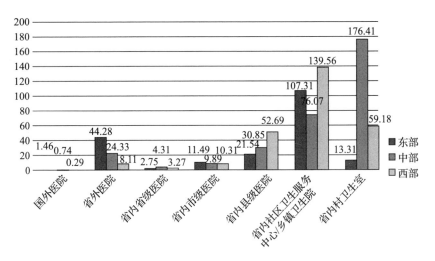

图5-7 三级医院远程协作医院的数量

以国家政策为导向，以新技术的发展为驱动，以各级医院的积极协作为基础，远程医疗事业不断发展壮大。前瞻经济学人的数据显示，我国远程医疗市场规模如图5-8所示，预计2023年我国远程医疗行业的规模将达到392亿元。

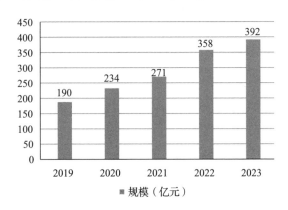

图5-8 远程医疗市场规模

此外，在国家政策的指导下，全国各地远程医疗服务在基层的覆盖范围正逐步扩大。以四川省为例，依托区域医疗中心领头医院和医疗联合体牵头，向区域内的医疗机构提供远程会诊、远程影像、远程心电等远程医疗服务。目前已覆盖全省 2000 多家医疗机构，在三级医疗机构和 88 个贫困县的覆盖率已达 100%，实现了大医院与基层医院的业务联动、信息联通，提高了医疗服务的可及性。

5.2.3 发展瓶颈

远程医疗作为医疗机构和患者的连接载体，依托互联网信息技术，实现远距离诊疗、咨询服务，是智慧医院从院内走向院外、服务异地患者的重要方式。尽管在国家政策引导、技术发展推动、群众需求刺激下，远程医疗的市场规模逐渐发展壮大，取得了比较好的成果，但是和医疗机构的线下就诊量、服务规模相比仍然有较大的差距，面临着诸多瓶颈，需要进一步突破。为了更好地推动远程医疗的发展，我们从以下几个方面来分析远程医疗服务中存在的问题：

第一，医生与患者的用户习惯尚未建立。医生更习惯于采用传统的面对面模式进行诊断，以便于察看患者相关部位的状态来更精准地掌握病情，所以在医生群体中愿意开展远程医疗服务的比例并不高。同时，由于更信任大医院的知名医生、专家，并且在实体医院就医更方便进行医保报销，所以患者参与远程医疗服务的热情度一般。因此，随着远程医疗服务的开展，参与的医生、患者人数虽然逐步增加，但是总体占比并不高。

第二，在远程医疗服务过程中，各参与医院及网络运营商之间的责任认定规范没有明确，在保密性和安全性方面存在风险，限制了远程医疗的发展。如果出现网络信号不稳定导致漏诊或者医疗信息泄露，会造成不可预估的损失。

第三，远程医疗相关设施的投资费用问题。远程医疗的开展需要服务器、显示屏、视讯终端、远程医疗专线、远程会诊系统等基础设施支撑。然而，偏远地区的医疗机构往往通信设施覆盖少、医疗信息化技术力量薄弱、资金匮乏，需要找到建设、运维远程医疗相关基础设施的实施路径才能开展远程医疗服务。

第四，远程医疗的基础设施及软硬件配置尚可，但系统对接情况不乐观。在硬件配备方面，基础性的视讯终端配备尚可，但是远程心电监护仪、多源手术信息采集终端等设备配备率不高。在软件建设方面，绝大多数医院建设了远程综合会诊系统，部分医院还建设了远程病理诊断系统、远程心电诊断系统、远程影像诊断系统和远程教育系统等，但是超过一半的医疗机构未做本院信息系统与远程综合会诊系统的对接。在网络建设方面，相较于公用互联网，更多医院选择了使用专用网络来开展远程医疗。

5.3　移动急救亟须医疗牵引、技术突破：以远程脑卒中与胸痛为例

5.3.1　移动急救的内涵与价值

　　数据显示，世界上每年因各类意外致死的人数约有 350 万，其中很大一部分人是因为无法得到及时有效的急救而失去生命的。因此，运用新技术提高急救系统的响应速度与工作效率是应对各类公共事件与意外事故的必然要求。移动急救系统的构建基于现代通信技术的发展成果，整合医疗机构院内急救资源，优化内部业务流程，集成院内信息系统，进而可为患者提供快速、精准的急救服务。

　　医学上把急救过程分为院前急救（急救车转运）、入院在急诊室处置、ICU 观察三个阶段，如图 5 - 9 所示。移动急救系统针对这三个阶段，引入 5G、云计算等技术，以医疗专用网络为媒介，以数据为载体，支持急救过程中各阶段的资源协调与密切配合，在患者进入急救车后，可利用急救车所集成的医学检测设备第一时间完成验血、心电图、超声等一系列检查，基于移动急救系统网络，将医学影像、患者体征、病情记录等大量生命信息实时回传到医院，支持接入院内信息系统调阅病历与历史诊疗记录，与院内专家进行音视频交互，根据病情制定现场处理应对方案和开展院内的手术前准备。

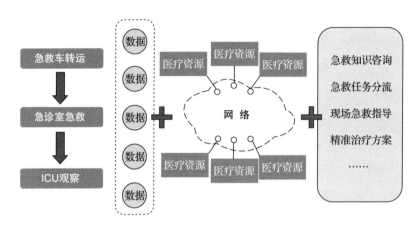

图 5-9　移动急救系统的组成

依托移动急救系统，一方面实现了急救前移，与院内联动制定最佳的现场处理方案，为患者争分夺秒赢得宝贵的抢救时机，提高患者生存概率；另一方面通过将现场病情及时反馈给院内急诊室、手术室，入院后可以第一时间开展院内救治，在急救反应时间、急救现场处置效果、急救工作协调性等方面全方位提升了急救工作质量，提高了现有院前急救体系的运行效率，降低了反应时间，确保能够尽快响应各区域居民的应急救治需求。

5.3.2　移动急救的技术架构

移动急救顺利开展的基础是在急救车上部署好配套装备。急救车的配置如图 5-10 所示。急救车的配置主要包括通信模块（如可以提供 5G 网络的无线 CPE）、用于采集车内全景实时图像的全景摄像头、医护人员佩戴的 AR 眼镜、用于可视化呈现急救现场进展的高清显示屏、用于传输车辆实时交通信息的行车记录仪、用于检测患者各项生命体征数据的各类监测仪等。

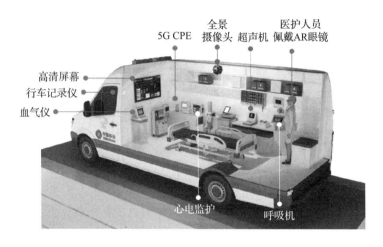

图 5 - 10　急救车的配置组成

移动急救系统使医院内的急救指挥中心与医院外的急救车形成一个紧密配合的整体，通过远程医疗新模式，保障患者的抢救质量（如图 5 - 11 所示）。通过在移动急救车上配置医疗终端、网络接入设备、移动无线网络、远程会诊系统和 AR 眼镜等软硬件，借助人工智能、增强现实等技术应用，支撑院内专家与救护车上的急救医生实时互动、紧密配合，共同实施现场抢救，真正实现院前院内"无缝联动"，与医院急诊科急救和医院 ICU 急救三者共同构建了一条救治生命的绿色通道。通过尽早抢救，抓住抢救的最佳时机，尽可能地降低死亡率，减轻家庭及社会负担。

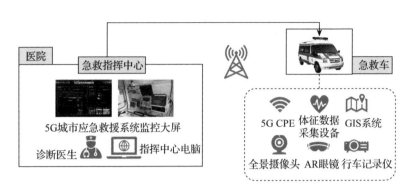

图 5 - 11　移动急救系统框架图

构建移动急救系统，有助于形成院前院内一体化救治服务模式，支持病情院内同步实时共享，优化紧急手术流程，延长急救成功的窗口时间，提高救援效率和服务质量，从而为病患带来更多生存的希望。移动急救系统主要支持以下功能：

1）病患检查情况回传。将心电监护仪、呼吸机、血氧仪等医疗设备接入院内监控中心。在急救车上对病患进行抢救时，第一时间将检查情况同步到监控中心和急救室，帮助进行病情诊断和制订抢救方案。

2）急救车现场视频回传。利用急救车所集成的摄像头和 AR 眼镜采集现场音视频，利用网络传输给院内专家或急救指挥中心的工作人员，及时同步各类急救信息，为实施现场应急处理的医护工作者提供远程协助。

3）病患过往病历获取。提前获取病患的过往病历，可以详细了解患者的诊断记录以及接受过的治疗手段，在对患者进行抢救前便可制订更为合适的方案，为患者争取黄金抢救时间。

4）对接医院信息系统。利用统一接口远程调阅病人电子健康档案和病历信息，并实现院前信息实时记录，支持全数据平台搭建，可以为病患建立全流程数据档案，利用数据为应急救治决策提供有力的参考。

5.3.3 移动急救系统的建设要点

为了确保移动急救系统的稳定可靠运行，需要在网络、终端、数据等方面做好保障。

1）构建高质量的移动急救网络，提供通信保障。在移动急救工作开展的过程中，涉及大量高清的医疗影像等数据的同步传输。要确保动态、超高清的超声检查影像等在传输过程中不会出现画面卡顿或丢失现象，在第一时间完成急救车现场与院内专家的音视频交互，才能准确地掌握患者病情，避免漏诊、误诊，实现急救的部分工作前移，达到"上车即入院"，抢占黄金时间，缩短抢救响应时间，为患者争取更大生机。

2）部署全面到位的终端设备，提供硬件支撑。在急救车上部署心电监护、血气仪、超声机等医疗设备以及全景摄像头、AR眼镜，能够完成急救现场情况的数据采集以及患者生命体征数据的收集，以便急救中心进行急救指导。

3）为支持急救车系统与院内系统、数据库的融合，提供数据支持。移动急救系统运行中主要涉及两部分的数据：一部分是医院的存储资源与计算资源，可以从其中的系统数据中调阅病患过往的就医记录，了解病人病史以及治疗手段；另一部分是急救车 PC 设备的存储资源与计算资源，通过存储终端设备现场收集到的数据，可以了解患者当下的身体状况。结合这两部分数据，急诊室、急救车里的医生才能够顺利开展下一步病情分析判断及急救方案制订的工作。

5.3.4 现存问题与发展趋势

目前，传统急救管理模式在院前主要强调迅速转运伤病员，通过急救电话判断并派出相应的救护车类型（普通救护或抢救救护），急救伤病员的检查治疗、辅助检查与鉴别诊断都主要在医院急诊室完成。这种急救管理模式存在急救反应时间较长、急救信息数据不准确、急救网络与重大卫生应急事件处理应对不足、院前急救管理体系缺乏统一协调性、内部管理效率不佳、现场医疗救治处置效果不理想等问题，在救治脑卒中、胸痛这类急症时，无法保证响应速度、时效性和救治精准度。

脑卒中，是一种高发病率、高死亡率、高致残率、高复发率的疾病。急性缺血性脑卒中在恢复脑灌注之前，一分钟将死亡190 万个神经元，对人体产生巨大的损伤，因此急救时间就是生命，在最短的时间内得到救治对于这类患者来说是至关重要的。如何快速、准确的诊断和处理，成为针对这类患者开展急诊工作的难点。

因此，移动急救系统的构建与运行要从这些问题切入，以患者的实际需求为导向，从医疗牵引与技术突破两个维度出发，通过医疗技术与信息通道的双重保障，为患者提供生命防护，真正提高救治能力，保障急救效果。

1）引入新技术，提升急救各环节的工作效率。发挥新技术的效能，利用5G网络与AR智能眼镜支持远端专家第一视角远程察看现场状况，借助AI智慧分诊，根据病患病情及周边医院特色专长自动选择目的地医院，并通知医院的专科医生做好抢救准备。同时，利用AI技术实时分析路况，为急救车辆规划路线。

2）优化急救工作模式，加强入院前后的协同与配合。通过部署相关的信息化基础设施与医疗设备，确保院外院内在数据、网络、系统层面全方位打通，实现入院前后的无缝衔接，促进急救流程中的各项业务顺利进行。

5.4　智慧养老与医养结合：跨界服务、预防为主

5.4.1　智慧养老与医养结合的内涵与价值

近年来，随着互联网技术的快速发展和普及，依托智慧医院的发展，借助物联网、云计算、大数据等新一代信息技术，智慧医疗与智慧养老进一步有机融合，养老服务质量水平进一步提高。

智慧养老是指运用计算机网络、物联网等现代技术，通过各类传感器，结合传统家庭养老、社区养老、机构养老等养老方式，将

各方紧密联系起来，满足老年人的物质与精神需求，致力于为老年人打造更加健康舒适、安全便捷的环境的新型现代养老模式。

医养结合是指医疗与养老服务相结合，实现社会资源利用的最大化。其中，"医"包括医疗康复保健服务，具体有医疗服务、健康咨询服务、健康检查服务、疾病诊治和护理服务、大病康复服务以及临终关怀服务等；"养"包括生活照护服务、精神心理服务、文化活动服务等。医养结合利用"医养一体化"的发展模式，以客户"从出生到死亡"为全周期，建立集医疗、健康、养生、养老等为一体的云存储动态健康档案，将老年人的健康医疗服务放在首要位置，把养老机构和医院的功能结合起来，使生活照料和康复关怀融为一体。

5.4.2 智慧养老与医养结合的技术架构

智慧养老与医养结合的技术架构如图 5 – 12 所示，主要分为

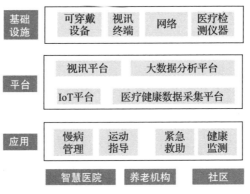

图 5 – 12 智慧养老与医养结合的技术架构

三个模块：①基础设施模块，包含可穿戴设备、视讯终端、网络、医疗检测仪器等；②平台支撑模块，包含视讯平台、大数据分析平台、IoT 平台、医疗健康数据采集平台等；③应用模块，包含慢病管理、运动指导、紧急救助、健康监测等。

依托智慧养老与医养结合的技术架构，发挥物联网、大数据、云计算、人工智能等新技术的优势，把智慧医院与养老机构、社区连接起来，构建智慧养老与医养结合系统。智慧养老与医养结合系统的组成如图 5 – 13 所示。它依托 5G 网络、健康医疗云，实现医疗机构与老年人的线上连接，为老年人提供紧急救助、健康管理、生活服务、健康预警、远程监护、健康监测、健康咨询等服务，并支持将相关信息与动态及时传达给家人。

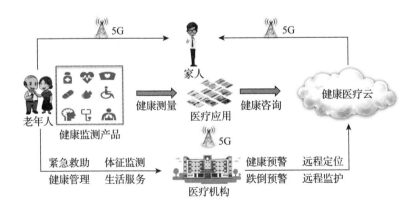

图 5 – 13　智慧养老与医养结合系统的组成

智慧养老与医养结合模式解决了传统养老服务不够、机构养老资源不足的难题，可以节省人力成本，提升养老工作效率，同时能够给予在社区、养老机构养老的老年人实时的医疗服务指导，支撑医疗、养老、康复等一体化服务，全方位满足老年人的医疗需求与养老需求，是当下应对人口老龄化挑战的重要途径。

5.4.3 现存问题与发展趋势

智慧养老与医养结合是一个复杂的系统工程，是针对传统养老领域的一场变革，也是激活养老产业发展的动力，涉及民政、卫生、社保等职能部门与一系列体系、体制的建立和完善。目前，我国"智慧养老"还处于起步阶段，在发展过程中还需要在定位、标准化规范、相关医疗终端创新水准上进行改进。为此，智慧养老需要从以下几个方面加强工作，推进养老产业建立健全机制、加强统筹规划、整合提升服务资源。

第一，完善相关扶持政策，提高资本投入的热情。从资金投入、服务用地、人才扶持等方面提供优惠，引导民间资本从事养老服务业。鼓励智慧养老与医养结合从政策规划与书面文件步入到落地实施阶段，盘活养老市场，构建健康的养老产业生态环境，引导养老产业规模化发展，实现投资者、养老机构、从业人员、老年人群等多方共赢。

第二，政府牵头推进"跨界服务、预防为主"的工作模式。主管部门统筹部署医疗卫生与养老服务相结合的试点项目建设，以医疗机构指导养老机构提高养老服务水平，通过到位的养老服务提升老年人的身体健康水平，分流医疗机构在老年人慢病管理业务上的压力。加强医养结合在养老产业中的具体实施，采用医疗机构与社区合作、医疗机构义务支援、居家医养护延伸等方式，通过家庭医生签约服务等形式，使医疗、养老、康复等一体化服务延伸到家庭。规范医疗护理项目、服务内容、服务标准和医疗服务价格，并积极纳入医保支出范畴，切实解决目前"智慧养老"在服务内容上遇到的瓶颈问题。

第三，利用大数据等新技术构建完备的服务体系。以社区居家"智慧养老"机构管理信息网络平台为支撑，以"建立老年人信息数据库"为基础，以"提供紧急救援、生活照料、家政服务、精神关怀、健康管理"为基本服务内容，介入各种终端健康监测产品，采集并整合老年人安全、健康等相关信息，将专业医疗健康服务机构、康复中心、家政服务、急救服务与个人、家庭随时随地连接起来，建立完善的"智慧养老"服务体系。

5.5 区域化医疗信息系统安全监控服务：为各类新服务保驾护航

5.5.1 区域化医疗信息系统安全监控服务的内涵与价值

依托各种新技术与远程医疗、移动急救、互联网诊疗等新型服务模式，智慧医院的辐射范围逐步从院内走向院外，不仅能够服务于院内的医务工作人员，还可以服务于院外的患者以及其他基层医疗机构的医务人员。在院内服务的过程中，涉及在线预约、在线挂号、在线查询、在线支付、院内导航等新型服务模式；在从院内走向院外服务的过程中，涉及大量医疗数据与关键信息从院内网络传出，并在各节点进行流转作为开展服务的媒介。这些院内、院外新服务在惠及百姓的同时，也给医疗信息系统的稳定性、安全性带来了新的风险，可能会发生医疗数据、患者隐私数据、医保支付数据的泄露，直接影响到医院各项业务的顺利开展，关系到患者就诊过程的安全性与连续性。一旦出现安全漏洞，发生病毒入侵、数据泄露或丢失等状况，将牵涉医疗业务全局，严重影响医疗机构的运营、医疗服务的质量和患者信息的安全。

为了保证服务的安全性与高效性，需要开展到位的区域化医疗信息系统安全监控，为各类新服务保驾护航。因此，迫切需要在系统的各个纵深层面上配置必要的安全机制和安全设备，通过实施全面有效的安全服务，形成一个物理上分散而逻辑上相关的统一的有机体系，最终实现区域化医疗信息系统的安全保障。从应用服务层、平台支持层、数据资源层、系统保障机制、基础设施等部分构建科学合理、多层次、全方位的区域化医疗信息系统安全监控服务体系，对区域医疗信息系统的安全实施统一的管理及监控，确保医疗服务全流程数据、网络、终端设备的安全，为智慧医疗健康服务的普及推广与规模化发展保驾护航。

5.5.2　区域化医疗信息系统安全监控架构

区域化医疗信息系统安全监控架构，如图 5 – 14 所示。它由应用服务层、服务支持层、数据资源层、系统保障机制、基础设施等部分组成。

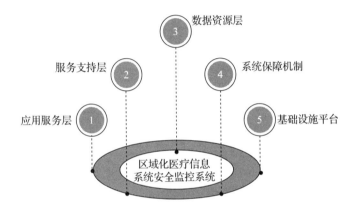

图 5 – 14　区域化医疗信息系统安全监控架构

1）应用服务层。应用服务层实现医疗信息系统安全监控服务建设的核心内容。在信息系统安全监控服务的建设中，应用服务包括针对医疗业务与数据的审计分析、报表分析、综合查询以及业务管理等功能模块，通过提供多维分析、挖掘分析、预警预测、流量分析等功能实现对医疗信息系统的审计。

2）服务支持层。服务支持层主要包括业务管理、知识管理、数据管理、安全管理等功能模块，能够对各类医疗信息系统业务数据的存储、即时访问、批量处理等进行安全审计，支持为不同类型的用户设置相应的操作权限，保障医疗系统访问的安全平稳运行。

3）数据资源层。数据资源层对医院信息系统各功能模块的运行状态、硬件服务器的运行状态、防火墙的报警信息、路由器和交换机的运行状态等进行数据采集、更新、汇总、实时展示、存储，为大数据分析提供数据支撑。

4）系统保障机制。系统保障机制包括信息安全保障体系、网络安全保障体系、数据交换规则规范和运营机制等，它从医疗信息系统安全态势感知、安全漏洞扫描等方面入手，实时监控各节点的状态信息与运行状况，及时搜集系统漏洞，执行补丁加载等。

5）基础设施平台。作为整个系统的物理载体，基础设施是整个系统建设的关键。其中包括路由器、交换机、防火墙、硬件服务器等支持通信、计算、安全防护等功能的基础设施设备。

通过以上安全部署，建立比较完善的区域医疗信息安全防护体系，保障医疗信息系统在用户接入与认证、网络、业务系统和数据等方面的安全，做好关键环节的溯源和留痕，应对各类潜在风险。此外，还可以考虑部署信息安全运营中心，进行风险管理，将各区域的有形资产、数据资产中的安全信息进行分析汇总与统一管控，并结合医疗业务流程制定风险预警策略与应急预案，提高风险预知和防范能力。

5.5.3 现存问题与发展趋势

在智慧医院一体化服务的过程中，区域内所有医疗机构构成了一个整体，涉及大量的医疗设备、PC 等终端的接入与使用，以及各种模式网络之间的切换、各类医疗信息系统的运行、海量数据的交互，一旦在某一环节出现漏洞，将会导致整个区域内的医疗安全出现问题。结合各医疗机构信息化建设的进展情况，发现医疗信息系统安全监控方面主要有以下短板：

1）各级医院安全监控方面的建设情况参差不齐，缺少信息化战略和长远规划布局，对远程医疗、互联网医疗等在线上渠道开展的医疗服务没有到位的安全保障，制约了新型医疗服务模式实现区域全覆盖。

2）在信息化建设的过程中，基层医院对信息化建设的了解和重视程度不够；缺乏专业人才，落地难度大。医患人员的行为习惯和理念不易转变，实施难度大。虽然医院信息化投入的资金在医院的占比并不算大，但长期维护需要资金、IT 和医学背景交叉学科人才的支持。

3）各类安全解决方案的提供厂商，对医疗业务的熟悉度不够。需要由政府相关部门牵头，使医疗信息化研究与建设的相关方（如科研院所、医院信息部门等）加强交流，共同探索适合医疗业务与医院运行特点的监控与安全解决方案，最终保障医疗安全。在安全的基础上实现区域内以点带面，大型医院联动基层医院，提高区域内医疗服务水平，造福一方百姓。

5.6 互联网诊疗：助推诊疗服务无边界

5.6.1 互联网诊疗的内涵与价值

互联网诊疗主要是以互联网技术为载体，开展健康教育、医疗信息查询、电子健康档案、疾病风险评估、在线疾病咨询、电子处方、远程会诊、远程治疗和康复等形式的医疗服务，从而满足常见病、慢病复诊与咨询的需求。

互联网诊疗是互联网医疗体系的重要建设内容。近几年来，国家对互联网医院、医药和医疗保险方面的规定不断细化，规范互联网诊疗，加快建设互联网医院，放开对处方药的网销禁止和医保的在线支付等，进一步推动互联网医疗的发展。2020年2月，国务院连续发布两则通知，要求各地充分发挥互联网诊疗咨询服务在疫情防控中的作用，科学组织并有效开展互联网诊疗咨询服务工作，并做好监管工作。回顾政策历程，早期仅允许医疗机构进行信息化的诊疗，后来逐步放开政策限制。到2018年，《关于促进"互联网+医疗健康"发展的意见》明确指出，支持符合条件的第三方机构开展远程医疗、健康咨询、健康管理等服务。而2019年8月印发《关于完善"互联网+"医疗服务价格和医保支付政策的指导意见》则是政策在价格层面的细化和对互联网医疗体系的进一步完善。行业边界的界定和监管细则的落地，有助于推动互联网医疗的健康发展，创造一个良好的行业环境。

互联网诊疗不仅能够在常规时期发挥作用，促进各区域医疗资源均衡配置，同时凭借着无接触、轻问诊模式的优势，也成为应对公共卫生事件的一个重要途径。在做好网络保障的基础上，只需要一台电脑，即可构造一间简易的虚拟诊室，提供在线诊疗与咨询服务。2019 年 12 月，疫情期间借助互联网进行在线问诊的需求激增。阿里医生、好大夫在线、丁香医生等主要网络问诊平台均推出了在线义诊服务，为大量患者提供了咨询服务。

5.6.2 互联网诊疗系统架构

互联网诊疗系统架构，如图 5 – 15 所示。它实现了互联网医院、实体医院内互联网诊室与用户的在线连接，使医患双方能够通过医院官网或移动客户端在线上完成完整规范的网络问诊。同时，互联网诊疗服务的开展需要防火墙提供安全防御，以免被外界攻击影响互联网诊疗服务的稳定性、持续性。互联网诊疗系统不仅能够拓展患者与医疗资源的连接途径，还能够提升医院、药企、保险企业的运营效率。在医院方面，互联网诊疗加快了医疗信息化的进程，通过赋能医院的信息系统，支持线上问诊、电子处方、电子病历全覆盖等一系列功能，促进医院实现精益化管理，并进一步推动区域医疗服务信息化。在药企和保险企业方面，互联网诊疗可以助力药企精准营销和开发药物，通过医疗大数据共享实现医疗保险精准定价。

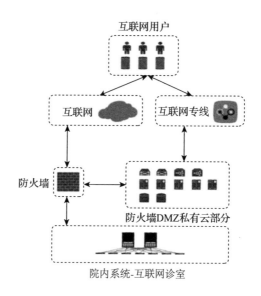

图 5-15 互联网诊疗系统架构

互联网诊疗系统，借助互联网实现了对传统医疗模式的改进升级。一方面，互联网诊疗系统可以发挥互联网的媒介作用，降低信息不对称，帮助患者和医生进行精准匹配。患者可以通过在线问诊、电子处方等方式免去实地问诊的奔波，医生也可以通过互联网选择对合适的患者进行远程诊疗，节省医疗成本。另一方面，互联网诊疗系统可以促进传统医疗流程改造，实现流程优化、流程重组和流程延伸，促进诊前与诊后流程信息化，提高诊疗效率和治疗效果。

5.6.3 诊疗服务无边界

互联网诊疗服务在常规时期与公共应急时期均具有非常重要

的价值。在常规时期，作为医生助手平台、挂号问诊平台、医药电商平台、健康管理平台和医疗知识平台，互联网诊疗服务可以分流医院的部分业务压力。

在医生助手平台方面，较突出的是杭州联科美讯生物医药技术有限公司旗下的丁香园。目前，该平台已经汇集 350 万医学、药学和生命科学的专业工作者，大部分集中在全国大中型城市、省会城市的三甲医院，超过 70% 的会员拥有硕士或博士学位。

在挂号问诊平台方面，较突出的是微医集团旗下的微医。它可以帮助患者及时连接到各区域医院的专家，提供预约挂号、健康咨询、在线问诊等服务，推进线上、线下医疗资源融合，优化医疗资源的配置。

在医药电商平台方面，阿里健康业绩较为突出。阿里健康利用阿里巴巴集团在电子商务、互联网金融、物流、大数据和云计算等领域的优势，通过全渠道推进医药电商及新零售业务，为大健康行业提供线上线下一体化的全面解决方案。

此外，在健康管理平台和医疗知识平台方面，竞争比较分散，细分领域较多，主攻体验应用的体检宝和主攻中医诊疗知识的中医通是其中的代表。

在公共应急时期，互联网诊疗系统相比传统医疗机构的线下运营机制更加便捷、灵活，其服务效果在此次疫情防控期间得到了充分的验证。工信部数据显示，全国 191 家公立医疗机构及近 100 家企业互联网医院针对疫情提供了互联网诊疗服务，缓解了线下医院压力。互联网诊疗以网络为载体，支撑无边界诊疗，在此次新冠肺炎疫情期间，发挥了极大的作用。

其一，大批医疗机构在疫情期间上线了互联网医疗平台等多种线上义诊渠道，其中除发热门诊外，对于常见病的线上门诊也陆续开通。华中科技大学同济医学院附属协和医院、武汉大学人民医院、武汉市中心医院、北京和睦家医院、上海德济医院、中山大学附属第七医院、南方医科大学第三附属医院等200多家医院都开通了线上诊疗通道。

其二，各大互联网医疗企业开展了在线诊疗。其中包括微医、微脉、阿里健康、丁香医生、京东健康等相关平台流量暴增，多个互联网医疗APP成为人们了解疫情发展态势、口罩及药店信息的重要入口。通过此次疫情，用户对互联网医疗的认知力、接受度、主观选择等均有大幅提升。

互联网诊疗，凭借着"无边界""无接触"的特色，有力地缓解了医院的救治压力，减少了人员集聚，降低了交叉感染的风险，保证了慢病患者用药的可及性与连续性，成为应对重大公共卫生安全事件的重要支撑。

第6章

智慧医院产业生态演进与商业机会

6.1 医院智慧服务分级评估：体系与影响

6.1.1 医院智慧服务概述

(1) 基本内涵

智慧医院是基于对物联网技术的有效利用，增强与相关配套设施提供方的联系沟通，建立综合的管理体系，服务质量，把医生和护士从不必要的工作中解放出来，更加专注于服务患者。医院智慧服务是智慧医院建设的重要内容，是指医院针对患者的医疗服务需要，应用信息技术改善患者的就医体验，加强患者信息的互联共享，提升医疗服务智慧化水平的服务模式。简单来说，医院智慧服务主要聚焦于信息化条件下对患者的服务能力，而不是评估医院的电子病历、运营效果、教学和科研等内容。

医院智慧服务的内涵是借助信息化手段实现以患者为中心的服务宗旨，即通过创新服务内容，改善医疗服务的质量与效率，进而提升患者的就医体验。该服务主要面向二、三级医院，通过产业聚合，以信息与通信技术为抓手，实现医院各级系统的高度感知、互联与智能，使医院人、物、系统之间进行无障碍沟通与协同，进而使医院成为一个优化资源配置、持续改进医疗服务、改善患者就医体验的高效生态系统。患者的就医习惯，往往由就医体验决定。何为就医体验？简单来说，就是患者在就医过程中的总体感觉，包括对医院、对主诊医生、对护理人员、对检验检查人员等的感觉。每一位患者的就医过程，实际上就是对一个医院综合服务能力的考察。

（2）服务目标

推动医院智慧服务发展，以促进医院从传统型医疗单位向智慧医院转型。实现智慧医院转型后，医院可以通过移动终端、远程诊断、"互联网＋延续护理"等新技术，让医疗资源不断下沉，解决由于医疗资源过于集中导致患者都去大医院、就医体验差等难题，使诊疗更加安全、就诊更加便利、沟通更加有效、体验更加舒适，逐步形成区域协同、信息共享、服务一体、多学科联合的医疗服务格局。医护人员也可以突破地域限制，实现多点执业，服务更多的患者，从根本上提升我国的医疗水平，保证患者的就医体验，全面提升医护人员的收入。

改善医疗服务、提升患者就医体验是医疗服务改革的重要目标之一。要想改善患者的就医体验，就得切身懂得患者的感受，了解患者的迫切需求，站在患者的角度反思当前医院的整体医疗行为到底会给患者带来怎样的就医体验，然后不断改进，才会使患者有更好的就医体验。利用信息化手段，积极推进就诊流程的优化改进，实现影像报告及资料自助打印、就医信息推送等智能化的便捷服务模式，提升患者的就医体验。

6.1.2 医院智慧服务分级评估标准体系

2019 年，国家卫生健康委办公厅发布《关于印发医院智慧服务分级评估标准体系（试行）的通知》，要求各医疗单位积极推进智慧医院建设，并将对二级及以上医院进行综合评级。这是在"电子病历系统应用水平分级评价"和"互联互通标准化成熟度测评"之后，国家卫生健康委在医疗信息化相关领域主导推出的第三个评级项目。这标志着，我国在推进智慧医院建设和改善医疗服务方面有了"国家标准"。

医院智慧服务分级评估标准体系的发布，表明医院智慧服务体系建设将从粗放式的阶段进入成熟有序的阶段。这一方面会推动相关行业的发展，另一方面也会提升对建设效果、标准、安全体系的要求，既有机会又充满挑战。在医疗产业加速向信息化转型的背景下，企业和医院合作，共享丰厚的技术储备和行业经验，共同驱动医疗信息化建设的新一轮升级，助力实现"健康中国 2030"战略。

医院智慧服务是站在患者的立场进行智慧医院建设，因此有更多针对患者的智能服务。换言之，智慧医院建设的最终目标是为患者服务，智慧医院建设成效必须站在患者角度来评判。根据《医院智慧服务分级评估标准体系（试行）》（以下简称《评估标准体系（试行）》），医院智慧服务分级评估标准体系（Smart Service Scoring System，4S）旨在指导医院以问题和需求为导向持续加强信息化建设、提供智慧服务。

构建适合我国国情的医院智慧服务分级评估标准体系，对指导医疗机构科学、规范地开展智慧医院建设，促进医院信息化发展和改善就医体验等具有重要的现实意义。

（1）医院智慧服务分级评估的对象与目标

医院智慧服务分级评估标准体系主要对二级及以上的医院提供的智慧服务进行评价，旨在实现3个目标（如图6-1所示）。

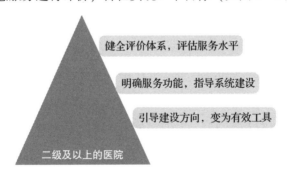

图6-1 医院智慧服务分级评估的对象与目标

1）建立完善的评估体系是首要任务，该评估体系将评估医院开展的智慧服务的水平，包括现状评估和持续改进等内容。

2）明确医院的智慧服务功能，即不同级别的医院应有相应的智慧服务内容和水平，依据相应功能和服务指南，来指导医院科学、合理、有序地开发和应用智慧服务信息系统。

3）进一步引导医院沿着功能实用、信息共享、服务智能的方向完善智慧服务信息系统，使之成为改善患者就医体验、开展全生命周期健康管理的有效工具。

评估目标也是医院智慧服务分级评估的动因，即为什么要进行评估。简单来说，就是要推动智慧医院建设，在保证患者隐私安全的前提下，最大限度地解决患者看病就医的便捷性和舒适性问题，改善就医体验。智慧医院建设不能依靠医院单方推进，而是需要患者、政府、金融机构等乃至社会各界协调推进，才能充分发挥出其应有的效能。

（2）医院智慧服务分级评估等级分析

医疗信息化已经进入发展新阶段，根据国家出台的《评估标准体系（试行)》）的内容，医院应用信息化可从为患者提供智慧服务的功能和患者感受到的效果两个方面进行评估，即医院智慧服务分级评估内容包括：①服务功能；②患者感受。

根据服务功能和患者感受，医院智慧服务分级评估共分6个等级，即0级~5级，等级越高，意味着医院的智慧医疗水平越符合国家标准。具体内容如表6-1所示。

表6-1　医院智慧服务分级评估等级

等级	评估标准
0级	医院没有或极少应用信息化手段为患者提供服务 医院未建立患者服务信息系统；或者在挂号、收费、检查、检验、入出院、药事服务等环节中，面向患者提供信息化服务少于3个。患者能够通过信息化手段获取的医疗服务信息较少
1级	医院应用信息化手段为门急诊或住院患者提供部分服务 医院建立服务患者的信息系统，应用信息化手段对医疗服务流程进行部分优化，在挂号、收费、检查、检验、入出院、药事服务等环节中，至少有3个以上的环节能够面向患者提供信息化服务，患者就医体验有所提升
2级	医院内部的智慧服务初步建立 医院应用信息系统进一步优化医疗服务流程，能够为患者提供智慧导医分诊、分时段预约、检查检验集中预约和结果推送、在线支付、床旁结算、生活保障等智慧服务，患者能够便捷地获取医疗服务相关信息
3级	联通医院内外的智慧服务初步建立 电子病历的部分信息通过互联网在医院内外进行实时共享，部分诊疗信息可以在院外进行处理，并与院内电子病历信息系统实时交互。初步建立院内院外、线上线下一体化的医疗服务流程
4级	医院智慧服务基本建立 患者医疗信息在一定区域内实现互联互通，医院能够为患者提供全流程的个性化、智能化服务，患者就诊更加便利
5级	基于医院的智慧医疗健康服务基本建立 患者在一定区域内的医院、基层医疗机构以及居家产生的医疗健康信息能够互联互通，医院能够联合其他医疗机构，为患者提供全生命周期、精准化的智慧医疗健康服务

(3) 医院智慧服务分级评估项目分析

1）分级评估的基本内容

按照《评估标准体系（试行)》）中的患者诊前、诊中、诊后各环节应涵盖的基本服务内容，结合医院信息化建设和互联网环境，确定 5 个类别共 17 个评估项目，包括诊前、诊中、诊后及全程服务，还包括基础与安全（如图 6-2 所示）。

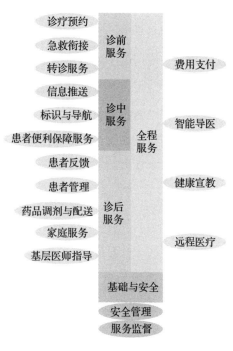

图 6-2　医院智慧服务分级评估项目

在诊前阶段，主要从诊疗预约、急救衔接和转诊服务三个方面，分析评估应用电子系统预约的人次数占总预约人次数的比例、具备急救衔接机制和技术手段并有应用的程度、应用信息系统转诊人次数占总转诊人次数的比例。

在诊中阶段，主要从信息推送、标识与导航和患者便利保障服务三个方面，分析评估应用信息技术开展信息推送服务的程度、具备院内导航系统的程度、是否具备患者便利保障系统并有应用。

在诊后阶段，主要从患者反馈、患者管理、药品调剂与配送、家庭服务和基层医师指导五个方面，分析评估电子调查人次占全部调查人次的比例、应用电子随诊记录的随诊患者人次数占总随诊患者人次数的比例、是否具有药品调剂与配送服务系统并有配送应用、具有电子记录的签约患者服务人次数占总签约患者服务人次数的比例、应用信息系统开展基层医师指导的程度。

在全程服务阶段，主要从费用支付、智能导医、健康宣教和远程医疗四个方面，分析评估是否有电子支付系统功能并有应用、是否有智能导医系统功能并有应用、是否有健康宣教系统并有应用、是否有远程医疗功能并有应用。

在基础与安全层面，主要从安全管理和服务监督两个方面，分析评估应用身份认证的系统占全部系统的比例、具有服务监督机制并有监督记录的程度。

2) 分级评估的基本方法

采用定量评分、整体分级的方法，综合评估医院智慧服务信息系统具备的功能、有效应用范围、技术基础环境与信息安全状况。评估分为局部应用情况评估和整体应用水平评估。

局部应用情况评估围绕 17 个评估项目，分别对医院智慧服务信息系统的功能、有效应用范围进行评分。功能评估按照实现的功能等级获得等级评分，有效应用范围评估按照实际应用情况获得相应的比例系数评分，将两个得分相乘，就得到了此评估项目的综合评分，即：单个项目综合评分 = 功能评分 × 有效应用范围评分。各项目实际评分相加，即为该医院智慧服务信息系统局部应用情况的总评分。整体应用水平评估是按照总分、基本项目完成情况、选择项目完成情况得到评估结果，分为 0 ~ 5 级共 6 个等级。

3）评估的数据填报情况

《评估标准体系（试行)》决定在应用信息系统提供智慧服务的二级及以上医院开展 2019 年医院智慧服务分级评估工作。2019 年 8 月 1 日，全国实行智慧医院等级评估，即在四个片区（如表 6 - 2 所示）内，分时段依次开展评估的数据填报工作。截至 2019 年 9 月 10 日，全国有 31 个省、自治区、直辖市共 32 个分区将在一个月的时间内陆续完成评估的数据填报工作。该通知还对数据质量评价的考察内容进行了说明，每年将根据质量评价重点进行说明。

表 6 - 2　四个片区的填报时间

时间段	分区
8 月 1 日—8 月 10 日	河北省、浙江省、湖南省、重庆市、云南省、西藏自治区、甘肃省、新疆生产建设兵团

（续）

时间段	分区
8 月 11 日— 8 月 20 日	北京市、吉林省、安徽省、福建省、河南省、海南省、青海省、新疆维吾尔自治区
8 月 21 日— 8 月 30 日	内蒙古自治区、辽宁省、上海市、山东省、江西省、广西壮族自治区、贵州省、陕西省
8 月 31 日— 9 月 10 日	天津市、山西省、黑龙江省、江苏省、湖北省、广东省、四川省、宁夏回族自治区

填报渠道：登录国家卫生健康委医院管理研究所智慧医院分级评价平台（网址：https：//sjzx. niha. org. cn）注册（登录界面如图 6 - 3 所示），按照《评估标准体系（试行)》的具体要求，根据平台操作指引填报数据（已参加过电子病历分级评价报送工作的医院可以使用原账号登录)。

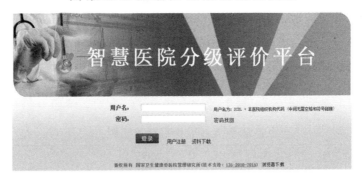

图 6 - 3　智慧医院分级评价平台

6.1.3 医院智慧服务分级评估产生的影响

国家卫生健康委发布的《评估标准体系（试行）》，以供各地推进智慧医院建设和改善医疗服务作为参考，为今后我国推进智慧医院建设和改善医疗服务奠定了基础标准。医院智慧服务分级评估工作的开展，将对医疗服务体系、医疗服务产业等产生重要影响。

（1）促进医疗服务体系进一步优化，推动医疗服务评价机制变革

医院智慧服务分级评估项目与分级诊疗、医疗联合体建设等评价不同，其从基础机构到服务全过程，评价细则极为明确，包含有5个类别的17个评估项目。事实上，医院智慧服务分级评估并不局限于考核医院信息化水平，还包括评估医院技术服务和管理水平等，如"诊后服务"中的"患者管理"5级评价标准，要求医院能根据患者病情变化，动态调整康复计划。医院需要结合自身服务能力，充分运用人工智能、信息化企业来共同完成项目评估。通过智慧服务分级评估，提升医院的人文关怀，服务过程要便民化，如"诊中服务"中的"患者便利保障服务"，要求医院能支持管理部门根据患者诊疗情况，结合营养师所下膳食医嘱，实现自动向患者推荐适宜餐食；"诊后服务"中的"家庭服务"，要求医院可依据患者病情、家庭住址等内容，向患者推荐家庭医师服务团队，提供便捷的家庭医疗服务，体现出医院对离院患者的关怀。

在现有技术之下，依托医院智慧服务分级评估，有力推动医院开展以患者就医体验为核心的医疗服务评价机制变革。政策首次将改善患者就医体验、开展全生命周期健康管理等纳入评估目标，为医院智慧服务信息系统提供了规范化的建设指南。众所周知，过去医院专注于医院内部的信息化建设和服务流程改善，即注重医院自身的服务便利性，通过提升行政效率和信息传输效率，间接推动患者的就医体验，而该评估体系等相关政策则直接瞄准患者体验，为患者获取更多、更好的医疗服务提供了选择，进而提升患者的就医满意度，有效地缓解医患矛盾。智慧医疗服务极大地强调了医院对患者的医疗服务功能性，强调了患者的医疗服务获得感。

（2）推动产业链条延伸，提升产业发展效益

医院智慧服务分级评估标准体系为众多医疗信息化相关产业拓展了发展路径和渠道，分级评估项目也会刺激更多垂直领域的项目服务机构和企业诞生。根据医院智慧服务分级评估的逐步深入，相关产业开始对标分级评估体系的 17 个评估项目，积极做好与医院的对接工作，寻找新的产业发展机会。从评估体系细分来看，前 3 级是基础设施，4 级和 5 级是互联网医疗的范畴，这为医疗服务产业提供了发展环境，将需要更多的医疗服务企业参与智慧医疗服务体系建设。实际上，虽然一些互联网医院已经可以开展线上预约、线上就诊、线下检查等业务，但连续性就医服务管理和就医体验并未完全形成。

智慧服务是对医院信息化、互联网产业化的融合和升级，必将推动智慧医院的产业化发展。一般来说，智慧医院的产业链条可以划分为医院方、患者方和（医疗费用）支付方等。对医院方而言，主要包括医疗器械智能设备、医疗信息化、分级诊疗和远程医疗等；对患者方而言，主要包括可穿戴设备，以及提供在线问诊和预约挂号等服务的互联网医疗 APP；对支付方而言，用信息化手段实现医疗保险收支的智能管理业务也有较大市场。对于新兴的医疗信息化产业而言，智慧医院领域的企业相对繁多，比如有互联网医疗初创公司、医疗 AI 初创公司、传统医疗医药企业、医疗 IT 厂商，也有不少公司跨界转型而来。既有聚焦某一细分环节的企业，也有覆盖智慧医院全流程整体解决方案的企业，这些企业必将推动产业化经济发展，提升智慧医疗服务相关产业的效益和价值。

6.2　智慧医院建设的挑战、生态演进与商业机会

6.2.1　智慧医院建设的挑战

在智慧医院发展的过程中，参与智慧医院建设的众多企业面对新机遇的同时也要面对前所未有的新挑战，比如医疗智能云、AI 辅助诊断、医疗大数据深度挖掘、智慧健康管理、云医院等领域的技术升级和模式升级。借助移动互联网等新一代信息技术，无论原有的还是转行而来的企业，都将面向医院提供基础应用、

智慧医疗、智慧管理、智慧协同、智慧物联等解决方案。为了更好地推动智慧医院建设，下面重点从政策层面、医疗需求层面和医院层面（如图6-4所示），分析企业参与智慧医院建设所面对的挑战。

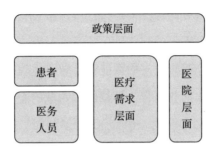

图6-4 企业面临的不同挑战层面

(1) 政策层面的挑战

国家和地方宏观战略层面的微小政策变动，都会在智慧医疗产业市场层面形成很大的波动。如何确定政策基调，需要智慧医疗相关部门明确政策举动，减少政策不确定性带来的经营风险。政府部门的政策变化，恐怕是智慧医疗企业必须要面对的风险，尤其是对于抗风险能力较差的中小企业。政策（包括指导文件、法规、标准、伦理等方面）是智慧医疗行业发展的指挥棒，对企业发展起到至关重要的作用。而目前智慧医院发展的相关政策并不明确，政府在探索性、阶段性地出台相应文件，企业只能朝着相关政策指引的方向发展。

面对政策风险，智慧医院相关企业发展相对缓慢。尤其是在医疗领域，任何新技术、新产品、新方法的应用，都涉及医学伦理。然而，政策对智慧医疗相关伦理层面的指导意见相对匮乏，面向智慧医院的新技术和新产品的开发与应用，不得不面对潜在的风险，包括在市场压力下潜在的利益冲突以及研究开发人员的自我约束失灵。伴随而来的是诸多伦理问题的出现，包括公平受益、患者隐私、医疗安全、知识产权、责任划分和监管等。在安全且全方位地服务于患者、医生、医院管理者的前提下，通过明确道德伦理边界、健全监督管理体系、限制垄断数据等多种手段，可以适当规避政策风险，逐步建设和完善智慧医院和智慧医疗体系。

（2）医疗需求层面的挑战

智慧医院建设的初衷是更好地服务患者和医疗服务人员，改善医疗服务模式，满足患者和医疗服务人员的需求。

一方面，企业对患者的需求了解不深，尤其是患者对智慧医院的相关网络、硬件设施、智能终端等方面的接受程度。另外，不同年龄段、不同疾病类别的医疗消费人群对智慧医疗服务的需求也不尽相同。即便是国外的成熟产品，其使用的是国外人群的健康数据，有些病种也可能不太适合国内患者。总之，这些因素都将给智慧医疗相关企业带来挑战。当前，国内很多医院针对患者的需求，开发出了自己的 APP，如郑州大学第一附属医院的 APP（如图 6 - 5 所示）。

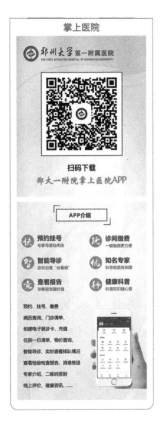

图6-5 郑州大学第一附属医院掌上医院 APP

另一方面，智慧医疗企业在研发产品时一定要和医疗服务人员多沟通，闭门造车很难开发出真正解决问题的产品。智慧医疗产品的定位为医生助手，而不是代替医生。医生需要的是能够代替其重复性劳动的智能产品，以提高其工作效率。比如，以电子病历为核心的信息化建设，要建立真正意义上的电子病历，实现电子病历、影像、检验等在各个系统之间的互联互通，降低医疗服务人员的重复性工作成本。然而，对于不从事医院临床工作的企业，能否全面了解医务人员的需求，是其开发和推广应用智能医疗产品和服务的关键，也是其面临的重大挑战。

（3）医院层面的挑战

作为智慧医院建设的主体，医院主要考虑基础改造成本和人力资源成本，信息化建设的动力不足，建设目标并不明确。然而，企业作为推动医院信息化建设的重要力量，如何协助医院升级信息化系统、实现智慧服务功能是其面临的主要挑战。从信息化升级改造来看，信息化系统的升级是持续性的，医院需要大量的成本投入，这导致医院自身的参与积极性不高。这样一来，企业开发和推广的新技术、新方法、新产品等很难进入医院，无法很好地服务于医院的业务。虽然智慧医院有其服务分级评估的标准体系，但是医院追求更高级别的动力并不强烈。

复合型智慧医疗人才紧缺状况加剧是智慧医院建设面临的最大挑战。人才除了需具备医学、信息技术等融合知识外，还要能实现行业融合，即要能适应智慧医疗行业的主体生态环境。智慧医院建设离不开人工智能、大数据、云计算等新兴专业人才，而目前我国这方面的人才却存在较大缺口。除了前沿理论研究、终端技术应用和科技转化人才外，最大的缺口是面向产业的工程应用型人才。同时，国内对于此类复合型人才的培养体系并不健全，尚未建立完善的培养机制。因此，如何从建立系统性培养体系开始，培养高素质、复合型人才队伍，为智慧医院提供强大的人才支撑，这是智慧医院建设面临的又一巨大挑战。

6.2.2 智慧医院的生态演进

总的来看，智慧医院的生态演进路径可以分为三个阶段，即医疗信息化、业务在线化、场景智能化（如图6-6所示）。

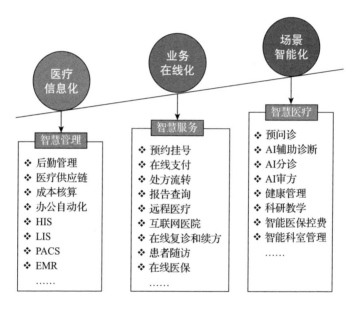

图6-6 智慧医院的生态演进路径

第一阶段：医疗信息化发展。从医院的角度来看，促使智慧医院实际建设落地的关键因素是政策硬性要求。政策要求医院开展智慧医院建设，主要是通过绩效考核来实现的，用"以评促建"的方式促进智慧医院发展。2010年，卫生部出台的《电子病历基本规范（试行）》中指出，加强我国医疗机构电子病历管理，规范电子病历临床使用，促进医疗机构信息化建设。2011 年，卫生部办公厅出台的《电子病历系统功能应用水平分级评价方法及标准（试行）》中指出，评价医疗机构以电子病历为核心的医院信息系统功能、水平等，引导合理发展信息系统。之后，CDSS（临床决策支持系统）、HIS（医院信息系统）、EMR（电子病历系统，如图 6 - 7 所示）、PACS（影像归档与通信系统）、RIS（放射科信息管理系统）、LIS（实验室信息管理系统）等信息化建设突飞猛进，为医院智慧化管理奠定了基础。2015 年 3 月，国务院办公厅出台《全国医疗卫生服务体系规划纲要（2015—2020 年)》，指出加强人口健康信息化建设，到 2020 年，实现全员人口信息、电子健康档案和电子病历三大数据库基本覆盖全国人口并实现信息动态更新。

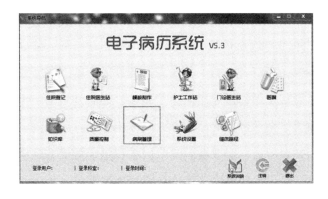

图 6 -7　某医院的电子病历系统

事实上，2015 年是智慧医院生态从医疗信息化过渡到业务在线化的关键之年。2015 年 7 月，国务院印发的《关于积极推进

"互联网＋"行动的指导意见》中指出，鼓励发展基于互联网的在线医疗、远程服务和跨医院数据共享；同年9月，国务院办公厅印发的《关于推进分级诊疗制度建设的指导意见》中指出，建立区域性医疗卫生信息平台，实现电子健康档案和电子病历的连续记录以及不同级别、不同类别医疗机构之间的信息共享，确保转诊信息畅通。这标志着智慧医院生态顺利完成了从医疗信息化到业务在线化的过渡。此后，医院进入业务在线化和场景智能化发展阶段。

第二阶段：业务在线化发展。智慧医院发展到业务在线化阶段，是将面向患者的就医流程以及医疗服务从线下转到线上，预约挂号、在线支付、报告查询等成为普遍的在线化功能。实现医疗服务信息互通共享是业务在线化发展的关键，在智慧医院生态建设的过程中，应该消除医疗信息之间的壁垒，尤其要打通各医疗机构之间的"信息孤岛"，打破现有的利益格局，建立统一的强制性标准。2017年4月，国务院办公厅发布的《关于推进医疗联合体建设和发展的指导意见》中指出，结合建立省、市、县三级人口健康信息平台，统筹推进医联体相关的医院管理、医疗服务等信息平台建设，实现电子健康档案和电子病历的连续记录和信息共享，实现医联体内诊疗信息的互联互通。

智慧医院的医疗服务业务在线化主要包括互联网医疗服务和远程医疗服务两大类。2018年4月，国务院办公厅印发《关于促进"互联网＋医疗健康"发展的意见》，允许有互联网医院资质的医疗机构在掌握患者初次就诊信息的情况下，在线开展部分慢病、常见病的复诊、处方服务，这标志着智慧医院生态从业务在线化向场景智能化过渡。远程医疗通过信息化技术，实现了远距离的诊疗服务，将原本需要转诊至上级医院或者需要上级医院专家下基层才能解决的医疗服务，改用高效率、低成本的在线化方式解决，包括远程综合会诊、远程影像诊断、远程手术指导（如图 6 - 8 所示）等服务内容。

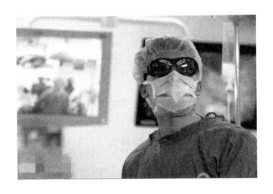

图 6 -8　正在进行中的远程手术指导

第三阶段：场景智能化发展。随着医院信息化水平的提升，医疗大数据挖掘技术、AI 辅助技术等日益成熟，以医疗大数据和 AI 辅助决策为代表的诊疗智能化应用开始在智慧医院建设中得到实施。2018 年 8 月，国家卫生健康委发布的《关于进一步推进以电子病历为核心的医疗机构信息化建设工作的通知》中指出，到 2020 年，三级医院要实现电子病历信息化诊疗服务全覆盖。通过电子病历信息化建设，探索建立健全智慧医院标准、管理规范和质量控制的方式方法，发挥互联网、大数据、云存储、云计算、区块链、机器人（如图6-9所示）等有关技术在医疗管理工作中的优势，逐步使患者在就诊过程中享受到更智能、更高效、更便捷、更安全、更富有人性化的个体化诊疗。

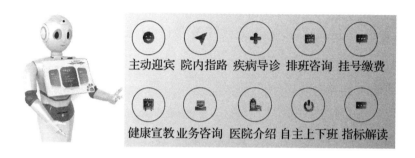

主动迎宾　院内指路　疾病导诊　排班咨询　挂号缴费

健康宣教　业务咨询　医院介绍　自主上下班　指标解读

图6-9　智能导诊机器人

2018年9月，国家卫生健康委发布《互联网诊疗管理办法（试行）》《互联网医院管理办法（试行）》及《远程医疗服务管理规范（试行）》等文件，明确了互联网医院的性质及其与实体医疗机构的关系、互联网诊疗活动准入程序和监管，以及互联网医院的法律责任。2019年3月，国家卫生健康委办公厅《关于印发医院智慧服务分级评估标准体系（试行）的通知》中提出，建立0-5级医疗机构智慧服务分级评估体系。当前，大部分二级及以上医院均已在使用或者尝试部署智能化应用。至此，AI辅助影像诊断和医疗大数据相关产品等陆续在影像阅片、CDSS、病历质控、科研等领域落地使用。

随着政策的持续推进以及大数据、AI、5G 等技术的渗透，智慧医院的建设已成必然趋势，行业对智慧医院的最终面貌和发展路径都充满了期待。未来的智慧医院，将实现便捷式就医、智能化诊疗以及自动化管理。而且，参与医疗服务的不仅是医院，基层医师的健康守门人角色将真正进入医疗生态，保险、医药与医疗的联动也将更加紧密。智慧医疗生态系统的最大改变，就是将以往的医疗生态系统重构，搭建各要素之间信息更加通畅、资源流动更加自由的"网状生态"。对智慧医疗生态圈来说，健康数据采集、线上流量、专项服务、医疗信息化、药物流通等影响行业整体发展的关键节点均将有爆发式增长。

6.2.3 智慧医院带来的商业机会

智慧医院的商业机会是指在特定的生态环境条件下，智慧医疗相关企业可以通过一定的商业活动发现、分析、选择、利用，并为企业创造利润和价值的市场需求。

随着信息技术、人工智能、物联网、医疗大数据等技术的不断发展进步，围绕医疗服务，以互联网、云计算、物联网、大数据等技术集成创新为驱动，以产业变革与协同为载体，使医疗金融、医药电商、智慧保险、医疗设备（含便携可穿戴设备）、健康管理等产业聚合（如图 6 - 10 所示），共同推动智慧医院的发展，并寻找商业机会。

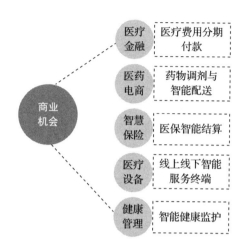

图 6 - 10   智慧医院带来的商业机会

1）医疗金融。根据智慧医院建设的需要，医疗金融可以聚焦于医疗费用支付等环节，开发智能支付平台，实现医院、银行和患者之间的互联互通，实现"先看病后付费"的目标，让患者能够放心地看病就医。建议金融机构可以深入智慧医院业务服务环节，与医院达成战略合作，推出看病分期付款等业务。比如，平安银行就曾与平安集团旗下的平安好医生达成战略合作，平安银行协助平安好医生打通支付环节，探索以家庭为单位的医疗授信以及个人健康险商保账户的资金增值。一些国有银行在创新项目、场景融合、信用医疗、账户支付以及大数据应用等方面与医疗机构开展战略合作，共同打造"智慧医疗 + 银行"服务平台，推进金融服务与医疗卫生服务的融合发展。

2）医药电商。围绕智慧医院建设，打通院内院外的信息壁全，借助"互联网 + 药品流通"服务模式（如图 6 – 11 所示），降低流通成本，提高流通效率。通过互联网把全国药品市场打通，对接和共享药品信息，推进医药流通产业的结构优化。建立一个现代化、自动化和标准化的药品流通的现代物流体系，把制药企业和医院、药店连接起来，医院和药店通过电子商务将所需药品上报给配送中心，由配送中心按要求将所需药品按时、按量送达用户。流通变得简捷、透明，减少了中间不必要的环节，成本大大降低。与智慧医院合作，打造闭环运作的智能药品物流系统，保障用药的及时性和安全性，改善患者的用药体验。

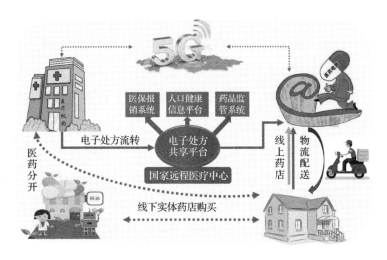

图 6 – 11 "互联网 + 药品流通"服务模式

3）智慧保险。相关企业应关注医保报销与结算环节，尤其是异地报销与结算，通过建立智慧医保平台，与医保系统、医院系统进行对接，能够实现刷脸登录、一键结算、识别二维码就诊、医保结算等功能，让患者享受到便捷的医保报销服务。患者可以在线实时预约就诊，并通过医保账户付款，省去了线下缴费和再次报销的麻烦。同时，所有与智慧医保平台签约合作的医疗机构和药店，都将接受医保监管部门的监督管理，如因异常购药行为造成医保基金损失，将受到监管部门处理。通过技术手段实现医保支付的电子化，解决就医购药过程中的堵点。通过医保电子凭证、医保移动支付、医保电子票据等，为医保结算环节赋能。

4）医疗设备。基于医疗大数据平台的诊断与治疗技术也将把个性化医疗推向一个前所未有的空间，传统的医疗器械和医院的商业模式将被颠覆。面向智慧医院的医疗装备趋向于小型化和便捷化，医疗设备商应充分了解医务人员和患者的实际需求，实现线上和线下的服务终端人性化、便携化、精准化等目标，同时针对不同群体采用不同的设计功能，实现操作的便捷化。如图6-12所示。智慧医疗设备的最大潜力不在于硬件本身，而在于通过硬件黏住用户，在于硬件收集到的医疗云端"大数据"，及由此衍生出的商业模式。关于智慧医疗设备的研发与生产，企业可以考虑和时尚品牌合作，让产品看上去足够时髦，从"可穿戴"走向"想穿戴"，从院内走向院外，从小家走向大众，并借助先发优势和资本优势，成为可穿戴医疗产业链的整合者。

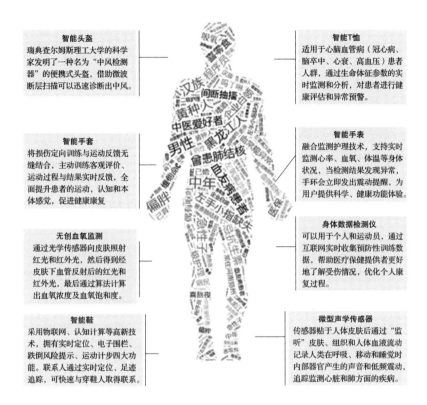

智能头盔
瑞典查尔姆斯理工大学的科学家发明了一种名为"中风检测器"的便携式头盔，借助微波断层扫描可以迅速诊断出中风。

智能手套
将损伤定向训练与运动反馈无缝结合，主动训练客观评价、运动过程与结果实时反馈，全面提升患者的运动、认知和本体感觉，促进健康康复

无创血氧监测
通过光学传感器向皮肤照射红光和红外光，然后得到经皮肤下血管反射后的红光和红外光，最后通过算法计算出血氧浓度及血氧饱和度。

智能鞋
采用物联网、认知计算等高新技术，拥有实时定位、电子围栏、跌倒风险提示、运动计步四大功能。联系人通过实时定位、足迹追踪，可快速于穿鞋人取得联系。

智能T恤
适用于心脑血管病（冠心病、脑卒中、心衰、高血压）患者人群，通过生命体征参数的实时监测和分析，对患者进行健康评估和异常预警。

智能手表
融合监测护理技术，支持实时监测心率、血氧、体温等身体状况，当检测结果发现异常，手环会立即发出震动提醒，为用户提供科学、健康功能体验。

身体数据检测仪
可以用于个人和运动员，通过互联网实时收集预防性训练数据，帮助医疗保健提供者更好地了解受伤情况，优化个人康复过程。

微型声学传感器
传感器贴于人体皮肤后通过"监听"皮肤、组织和人体血液流动记录人类在呼吸、移动和睡觉时内部器官产生的声音和低频震动，追踪监测心脏和肺方面的疾病。

图6-12 可穿戴医疗设备示意图

5）健康管理。企业可以围绕智慧医院开发健康管理平台，集成医院 HIS、LIS、PACS、体检系统和短信平台等诸多应用系统和移动智能检测终端。该平台主要涉及用户（患者或潜在患者）、健康管理专家和健康管理师等。利用用户健康数据系统，健康管理专家可以为不同人群配置健康管理计划，并通过平台对用户进行管理跟踪，参与用户的健康管理。企业可以进行健康管

理相关软件的设计，以医疗健康数据为基础，进行智能分析和决策，及时提醒用户进行行为干预。健康管理评估结果能够被智慧医院、医务人员、健康管理人员和患者使用。利用积累的数据，整合智能可穿戴设备、慢性病健康管理、健康风险评估、膳食、运动等上下游健康服务提供商，可以建立涵盖个人全生命周期的动态健康档案。

6.3　智慧医院建设与应用的策略建议

智慧医院的建设和应用有效地缓解了当前医疗体制中容易发生的医患纠纷，加强了医院的信息化服务质量，为现代医院管理和发展指明了方向。智慧医院的建设不仅包括硬件建设，还应加强对于软件的智慧建设，吸引智慧医疗相关企业参与医院服务。智慧医院建设的整体规划要坚持需求牵引、应用至上，立足自身优势和发展定位，遵循总体规划、分步实施的原则。智慧医院建设要以提升群众获得感为目标，充分理解健康需求的本质，使用信息技术进行流程再造，提升医疗效率、满足个性化服务需求。标准规范是智慧医院建设的依据，流程优化是智慧医院建设的切入点。总之，要从政府（监管主体）、智慧医疗产业（协作主体）、医院（医疗主体）、患者（消费主体）等生态要素出发，进行关键技术创新，强化后勤保障和数据安全，实现医疗资源的互联互通，推动智慧医院健康可持续运营。智慧医院建设与应用的主体框架，如图 6-13 所示。

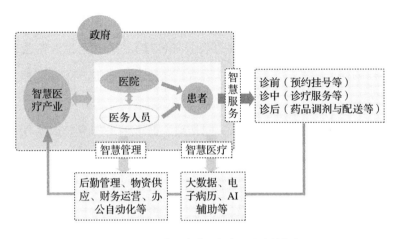

图 6-13 智慧医院建设与应用的主体框架

6.3.1 完善技术标准规范，强化政府创新引导

政府作为智慧医院建设的重要推动因素，对智慧医院的建设起着引导作用。在智慧医院建设的过程中，政府应积极完善相关法律法规、制定技术标准与规范，为智慧医院的建设筑牢制度根基。依托互联网、人工智能、物联网、大数据等前沿技术，为推动智慧就医、智慧诊断、智慧治疗、智慧病房、智慧后勤和智慧管理健康发展，亟须制定智慧医院建设规范和技术标准。众所周知，医院智慧服务分级评估标准是针对医院互联网端便民惠民服务的分级指导和评价标准，考察的是针对患者端的智能服务。该评价标准是站在患者的角度来评判医院信息化的发展，考察"互联网＋医疗"服务在医院的应用情况，从医院端规范产品功能，指导产业良性发展。智慧医院建设评价应该包括三个层面，即临

床业务、患者服务和医院管理，前两个已经有了相应的标准（电子病历分级标准和智慧医院患者服务标准），而对智慧医院管理层面的评价标准（包括质量、运营、科研、后勤等）也应该建立和完善。

完善智慧医院标准体系，同样离不开政府的引导。以实现对作用对象、医疗信息和服务流程等方面的标准化管理为目的，可以划分为基础类标准、信息类标准、应用类标准、设施类标准、安全类标准和管理类标准6个方面。在制定标准体系时，需要对现有的国际标准、国家标准、行业标准与地方标准进行深入剖析，并根据智慧医院建设的需要和要求，着重建立和完善我国智慧医院建设尚缺少的或空白的标准体系。在医院信息化系统集成方面，可采用分布式应用架构，将服务层、应用层、数据层等分离，并辅以统一的标准接口和完善的安全控制体系，保证智慧医院系统良好的可扩展性、可重用性、可管理性和高安全性。此外，通过统一标准的数据格式和数据表现形式，完成智慧医疗系统内部各子系统的数据集成、数据交换等，从而实现全面的跨平台、多异构系统的集成、整合和扩充，全面实现智慧医院系统的标准化融合。

6.3.2　智慧医疗产业深度参与，打通院内院外服务壁垒

随着医院门诊量的增大，医院流水线式的诊疗流程暴露出了许多不足和弊端，突出表现为非诊疗等待时间长而诊疗时间短，

患者的就医体验差、满意度偏低等。在传统诊疗模式已经越来越不能满足患者的实际就医需求的前提下，智慧医疗产业应该积极主动地深度参与医院智慧化诊疗服务，协同医院开展诊疗流程的智慧化改造。智慧化改造的实施原则应当以服务患者为宗旨，以互联网和移动技术为手段，建立独立的智慧化建设实施团队，并给予团队足够的决策能力。由于传统诊疗流程的问题主要集中在患者对医院情况不熟悉、多次排队和缴费、等候检验结果时间长、无统一账号管理等，因此智慧诊疗流程的改造应主要集中于智能导诊、预约挂号、移动缴费、取药与配送、就诊报告和档案查询等。

　　智慧医疗产业应参与医院整个服务流程的优化，改善就医体验。在智能导诊环节，改造智慧服务系统，运用大数据分析技术，实现导诊信息详细告知和推送，包括所在位置、排队等候人数和时间，供患者根据自身需要合理安排等候时间。在预约挂号环节，开展线上线下预约挂号，实现院内院外信息实时同步更新，方便患者和医务人员及时了解就诊状态。在移动缴费环节，通过手机或院内自助缴费机绑定就诊卡就可以直接进行缴费，避免了在收费窗口和诊室之间往返，增强了就医体验。在取药与配送环节，实现院内院外信息互联互通，保障发药窗口的处方量均衡负载，并根据患者自愿实现及时的药品调剂和配送。在报告查询环节，可以依据医院的信息化水平，设计相应的功能，满足患者和医务人员线上线下的查询和打印。总之，智慧医疗产业应主

动融入医院的服务过程，深入了解智慧医院的建设需求，设计和
应用符合实际需要的软硬件设施设备，为智慧医院建设奠定
基础。

6.3.3 推动医院战略转型与投入，以满足患者需求为中心，主动革命

智慧医院实现了医院诊疗业务的规范化、标准化，更重要的
是改善了患者的就医体验，提高了患者的医疗获得感。这样的结
果得益于信息化技术与医疗的高度融合，打破了信息壁垒。这种
"让信息多跑路，让患者少跑腿"的全新智慧诊疗模式极大地方
便了患者（如图 6 - 14 所示）。以"患者为中心"的管理理念使
医院前台业务已趋于成熟和稳定，但是医院后台管理建设水平仍
然相对落后。医院的财务、科研、后勤等的管理水平直接影响着
医院的生存与发展，多项医疗改革政策使医院面临着前所未有的
改革压力，倒逼着医院向智慧医院进行战略转型。

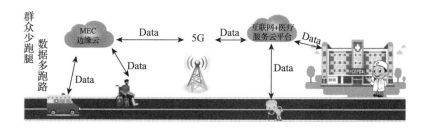

图 6 - 14 "让信息多跑路"示意图

医院管理层应充分认识到医院的发展趋势，深入了解患者的健康需求和就医体验，主动进行智慧医院变革和战略转型。一是服务流程的智能化。包含从预约挂号到就诊结束的整个过程，借助信息化手段，升级前端服务系统，让患者切实感受到信息技术带来的全新就医体验。二是后勤管理的智能化。后勤管理作为医疗服务的重要组成部分，直接服务患者和医务人员，医院应从安全、精细化和节能降耗等管理角度入手，开发和完善智能后勤综合服务平台，实现后勤管理的智能化，提升医疗服务的整体质量。三是财务管理的智能化。医院应引进和升级最新的财务管理系统，以绩效为目标，服务于医院的组织管理、业务过程，建立全新的财务核算、成本跟踪、资金控制等智能化的创新管理模式和有效的医院财务监控机制。总之，为了满足患者的就医需求和体验，医院应该主动进行信息变革，尽早融入信息化浪潮，全面提升医院的服务能力和服务质量。

6.3.4 推动主体互动，打通医院建设的制约瓶颈

在信息化技术的背景下，智慧医院以结构化电子病历系统为主线，着力于打通患者、医护人员、医院、产业等关联瓶颈，以提高医疗服务的质量和效率。实现政府（监管主体）、智慧医疗产业（协作主体）、医院和医务人员（医疗主体）、患者（消费主体）等主体之间的互动，深入了解智慧医院建设过程中各方的实际需求。各方应站在改善就医体验的视角，进行充分的沟通与

交流，分别从不同角度深入分析智慧医院建设和服务过程中存在的制约瓶颈，包括管理制度、就医流程、服务功能等方面。除智慧医院建设生态主体之外，直接或间接影响智慧医院建设和发展的各种外在要素，包括社会环境、经济环境、技术环境、政治环境等，也会影响到各方的互动关系。也就是说，要深入分析各个生态主体所处的环境以及对智慧医院建设的需求和支持等情况，才能找出制约因素和阻滞症结，进而更好地推进智慧医院的建设。

政府作为监管主体，应从智慧医疗产业生态建设出发，了解智慧医疗产业发展的瓶颈，并从政策、资金、税收、土地等方面给予倾斜，鼓励和支持智慧医疗产业化发展。智慧医院不仅要求对患者端使用信息技术以方便患者就医，还要求医院端使用信息化手段以提高内部运营管理的效率。无论是政府、医院还是产业都要切实关注患者的医疗需求，寻找传统医疗与智慧医疗之间的差距，通力协作，补全短板，升级医院服务功能，改善患者就医体验。智慧医疗产业应该积极融入智慧化医院的建设进程中，了解医院的实际功能需要，打破信息化产业与医院之间的壁垒，使企业设计和生产的软硬件设施设备与医院服务功能相匹配。总之，要协调好各方利益，打破固有障碍，才能推动智慧医院的建设进程和平稳运营。

6.4 智慧医院相关服务产业的发展策略建议

智慧医院的建设离不开智慧医疗相关产业的参与，包括智慧

医疗装备制造业、智慧网络通信技术服务业、智慧医疗物流服务
业、智慧医疗保险服务业、智慧医疗软件开发与应用企业、医疗
健康大数据与人工智能服务业、药物研发与生产企业、医药电商
企业等。为了更好地推进智慧医院的建设，针对相关产业提出相
应的发展策略如下：

6.4.1 智慧医疗装备制造业的发展策略

面向服务智慧医院建设，以移动互联网和物联网技术为核
心，智慧医疗装备制造业蓬勃发展。小型便携式、智能化的医疗
设备在智慧医疗的带动下涌现出来，尤其以运动、心率、血压、
血糖、睡眠等监测的各类医疗设备应用较为广泛。医疗装备制造
业属于高端制造，不属于劳动密集型产业，因此人工技术水平和
生产环境等直接影响着它的产业发展。

我们给出的建议：一是医疗装备制造商重点培育和引进产业
发展的高端人才，为医疗装备企业可持续发展奠定基础。二是着
力提升生产材料质量，使其符合国际国内法规。设备制造商必须
认真对待产品的材料和生产工艺，确保它们遵守全球各个国家、
地区和全球性的材料兼容性法规。另外，要在产品、供应链和制
造流程的完整周期内，提供相关功能符合生产质量和技术标准的
证明，尽可能地降低医疗设备的复杂性和研发的生产成本。三是
面对智慧医院的建设要求，生产更小型的便携式设备，以满足医
院、医务人员和患者的需求。外形更小、重量更轻就意味着携带

起来更便捷，往往会成为人们追逐的焦点，并形成一股推动力量，提升医疗领域的服务质量和效益。四是医疗装备制造商应开拓创新研发思路，在专注于医疗技术细分领域的产品创新和应用的同时，记录更精细化的健康数据，开发更便携的医疗装备。

6.4.2 智慧网络通信技术服务业的发展策略

智慧医院建设离不开智慧网络通信应用技术，以融合、统一的标准，提供人与人、人与物及物与物之间高速、安全和自由的联通。5G 所具有的更快（低时延 1 毫秒）、更宽（高宽带 10Gbps）、更广（万物互联百万级）、MEC（移动边缘计算）、网络切片（差异化的业务需求）、高精定位（亚米级）六大特点在智慧医疗领域具有广阔的应用前景。建议智慧网络通信技术服务商要专注于医院服务效率，提供更加稳定、快速的 5G 固移融合医疗服务网络。

一是结合实际应用场景，重点研发和推广应用 "5G ＋" 医疗服务。具体包括 5G ＋远程会诊、5G ＋远程影像诊断、5G ＋远程手术示教、5G ＋远程手术、5G ＋远程健康监测、5G ＋应急救援、5G ＋机器人查房、5G ＋移动医疗车等，实现相关医疗数据的快速传输及同步调阅，推动从院内会诊到视频远程会诊的转变。

二是在实现 "5G ＋" 医疗服务功能的同时，加快建立标准化工作联合推进机制。破除信息技术与医疗健康领域深度融合过程中的体制机制障碍，研究构建无线医疗标准体系，重点开展 5G

智慧医疗健康标准体系研究，推动 5G 智慧医疗健康设备、网络、业务应用、数据互联互通、信息安全等标准制定，推动 5G 智慧医疗健康相关测试验证能力和服务平台建设，支撑开展 5G 智慧医疗健康相关评估测试。

三是围绕智慧医院建设，在更多有条件的医院扩大 5G 医疗应用试点。重点开展基于 5G 网络的移动急救、远程会诊、机器人超声、机器人查房、医疗无线专网、远程医疗教学等应用研究，实现各种远程医疗技术 5G 网络上的应用，推动 5G 与医疗行业的创新融合。联合网络运营商，以区域内的大型三级医院为重点，以点带面，覆盖区域内的基层医院，提升区域医疗服务水平，促进优质医疗资源有效流动，带动提升试点地区及周边地区医疗服务的能力。

6.4.3 智慧医疗物流服务业的发展策略

智慧医院的建设和发展离不开医疗物资的智慧化流通和供给。在此背景下，传统物流供应企业也纷纷以智慧医疗应用为契机，以优化医疗服务流程、降低医疗服务成本为目标，与医疗机构积极互联互通，实现医院药品供应、卫生耗材配送等供应链管理的社会化运营，探索全面托管医院的供应链，降低医院后勤的运维成本。在此给出以下建议：

一是推动构建智慧物流供应链运营模式，实现医疗供应商与医院的物流信息共享。建立一种以保障医院医用物资质量安全、满足临床需求为宗旨，以物流信息技术为支撑，以环节专业化管理为手段，强化医院医用耗材管理部门的全程监管，对全院医用耗材在院内的供应、加工、配送等物流的一元化运营服务模式（SPD 模式）。在实际运用中，切实提升智慧医院管理部门和临床医技部门的工作效率。

二是建立和完善智慧医院供应链系统，即从院内到院外的智慧供应服务平台。第三方物流企业或其他公司研发的智能服务系统，可以实现对医用物资的智能识别、暂存、计费、监管等功能。智慧医院 HIS 计费后与供应商结算，同时采用定时预警提醒漏计费产品来管控和考核，推动医院的精细化管理。实现院外云平台与院内系统对接，有助于采供双方业务协同和在线资质管控，可以根据耗材的各种调配消耗数据，分析预估医院的耗材需求，为智慧医院制定耗材采购计划提供决策支持。

三是主动进行智慧化转变，用信息技术支撑供应链的服务新模式，不断优化灵活、高效与个性化的物流管理。

6.4.4　智慧医疗保险服务业的发展策略

智慧医院的快速发展对医疗保障结算服务提出了新的要求，故相应的医疗保险业也应该更加智慧化，并使智慧医保成为智慧医院的重要组成部分。智慧医院需要智慧医保，智慧医保则为最大化地发挥医保基金的作用提供决策支持和数据支撑。

一方面，智慧医疗保险服务业主动参与并运用"互联网＋智慧医保"等大数据及现代化信息处理手段，实现就医程序简化、医疗行为监控、基金即时结算等功能。通过对医疗服务全过程数据进行统计分析、比对筛查实现对医疗服务的全程监控，确保医保基金合理有效使用。基于数据画像提供精准的场景化服务，改善医疗健康服务的流程和环境，全面贯通医保与医疗，实现医保基金的精准化管理。进一步提升服务水平和管理效率，大幅缩短患者的就医时间，同时降低基金的运行成本，提高医保资金周转率和群众满意度。

另一方面，智慧医院应借助第三方研发机构，搭建医保诊疗"一卡通"智能支付平台，促进医院、银行和患者等多方深度融合。推动医保大数据系统与智慧医院系统的有效整合，开发跨医院、跨平台，可扩展的综合智能服务平台。此外，人工智能通过大数据学习，可以充分反映大部分医生在治疗特定疾病过程中的经验判断共识，因此可以作为辅助医保参考、判断的基础，未来完全可以通过基于人工智能的第三方的判断进行合理医保支付。此外，实现智慧医保与智慧医疗有效整合，形成数据信息共享，为智慧医院和患者提供了便利，顺应了改革需要。医保参保居民可以通过该平台享受在线缴费、挂号报告单一卡通等综合智能服务。通过与医院及医保局的深度合作，可以增强银行、医院、居民的黏性，形成相互信任、合作多赢的良好局面。

6.4.5　智慧医疗软件开发与应用企业的发展策略

智慧医院旨在改善就医体验，这就要求智慧医疗软件开发与应用企业能够根据患者和医生对于智慧医疗软件系统的需要，开发符合实际需要的系统软件。

一方面，根据智慧医院的服务功能需要，建议智慧医疗软件开发与应用企业针对不同患者提供个性化服务和方案，而不同科室医护人员也有等级区分，需要能够正确区分不同患者和不同医护人员的身份，提供个性化、定制化的医疗服务。进一步扩大智慧医疗软件的应用范围和兼容性，包括远程图像传输、海量数据计算处理等，实现医疗服务能力和水平双提升。

另一方面，智慧医疗软件开发与应用企业应着眼于智慧医院的实际需要，开展符合医院应用环境的智能软件。其所开发的软件需要提供一个实时、安全的通信环境，以提供稳定、安全、可靠的网络连接功能。对整个智慧医疗系统而言，不仅需要记录每一个病人的所有数据，还要记录与之相关的医生为其制定的方案等，这是因为系统必须能够准确高效地存储所有的数据，以便于快速查询和调阅。同时，要保证智慧医疗服务软件系统的数据安全，保护用户隐私。

因此，智慧医疗软件开发与应用企业要秉承实际需要、方便快捷、安全稳定的原则，可专注于人工智能技术的医学顾问系统、基于机器深度学习的医学影像智能阅片系统、具备自然人机交互能力的医疗服务机器人系统、基于临床样本表型与生命组学融合技术的精准医学临床决策支持系统等，进一步扩大智慧医疗软件产业化发展的规模，为医护人员和患者提供更好的体验。

6.4.6 医疗健康大数据与人工智能服务业的发展策略

促进和规范健康医疗大数据的应用，旨在逐步消除数据壁垒，使部门、区域、行业之间的数据共享通道更畅通，探索社会化健康医疗数据信息互通机制，加强临床和科研数据资源整合共享，提升医学科研及应用效能，推动智慧医疗发展。医学人工智能作为科学技术与医疗服务相结合的领域，适应了我国的基本国情和医疗卫生事业发展的条件，它的快速发展意义重大。

一方面，建议相关企业大力开发和应用与健康医疗相关的人工智能技术、生物 3D 打印技术、医用机器人、大型医疗设备、健康和康复辅助器械、可穿戴设备以及相关微型传感器件，推动相关机构研发基于人工智能的临床诊疗决策支持系统，开展 AI 医学影像识别、病理分型、多学科会诊以及多种医疗健康场景下的智能语音技术应用，提高医疗服务效率。针对患者的医疗服务需求，加大医疗健康大数据应用与人工智能设备研发，通过信息技术加强信息的互联共享，提升医疗服务的智慧化水平，改善患者的就医体验。

另一方面，建议从资金和政策等国家层面大力扶植产业发展，开展基于人工智能技术、医疗健康智能设备的移动医疗示范，实现个人健康实时监测与评估、疾病预警、慢性病筛查、主动干预等。加强临床、科研数据的整合共享和应用，支持研发与医疗健康相关的医用机器人、大型医疗设备、应急救援医疗设备、可穿戴设备等。进一步加快研发成果转化，提高数字医疗设备、物联网设备、智能健康产品、中医功能状态检测与养生保健仪器设备的生产制造水平，促进健康医疗智能装备的产业升级。

6.4.7 药物研发与生产企业的发展策略

新药研发具有成本高、研发周期长、成功率低等性质，如何加速新药研发进程、降低研发费用已成为各大制药公司迫切需要解决的问题。此外，药品流通环节及医疗价值链的转变，迫使制药公司降低价格，提升药物价值。我们给出的建议如下：

一是药物研发企业应借助 5G、人工智能等技术加速药物研发和药学服务发展。开发智能产品，将药师从烦琐的简单工作中解脱出来，提供更贴近患者、贴近医生的精准药学服务。具体来说，相较于住院患者，各大医院对门诊患者的用药指导并不足，没有形成连续性过程。

二是药物研发创新中心应通过物联网、5G 技术，打通患者壁垒，改变药学服务从"走出医院即为结束"的断环现状，朝着"走出医院才是开始"的闭环服务发展。与大数据、云计算相结合的人工智能技术在药物研发中的应用日益增多，其优势得到突出体现。制药企业的首要任务在于挖掘这些数据的价值，以达到提高药品研发效率和审批率，并降低成本的最终目标。同时，企业需要合理地定位自己在产业链中的角色，选择适合的创新商业模式。

三是新技术的引进，改变了原有的药物研发模式，监管人才、政策指南等均需要同步更新。针对当前智慧医药研发企业遭遇发展瓶颈，国家需要大力扶持产业发展，出台优惠政策，培养复合型人才，建立研发数据标准体系和风险利益共担共享机制，提升药物的研发效率和研发价值。

6.4.8　医药电商平台的发展策略

医药电子商务的快速发展，对于优化医药产业结构、形成新的经济增长点、促进医药产业可持续发展，具有非常重要的意义。我们给出的建议如下：

一方面，积极推进医药流通体制改革，充分发挥医药企业在开展电子商务应用中的主体作用。打通医疗机构院内院外的信息壁垒，完善处方药与非处方药的电商业务服务模式，借助"互联网＋药品流通"的商业模式，降低流通成本，提高流通效率。通过互联网打通全国药品市场，对接和共享药品信息，保障用药信息的可追溯性，推进医药流通产业结构优化。推动药品物流企业逐渐向先进化、规范化及科学化发展，极大地提高药品流通的效率，为药品安全运输奠定坚实的基础。

另一方面，以国家市场监督管理总局为核心，依托政府和行业等监管机构，实现医药电商行业的健康发展，以保障医药安全。必须要放管结合，创新监管模式，完善法律法规体系，以规范医药电商平台监管，为民众提供便捷、专业、安全放心的线上医药交易服务。具体表现在：首先，强化顶层设计，确立以政府为主导的医药电商平台建设规范，执行全国统一监管政策与标准；其次，提升医药电商服务流程的透明度，开放互联网药品信息服务，保障消费者的用药知情权；最后，放开电子处方权，突破体制机制的制约，实现医药分离、处方流转，更好地发挥药品供应链的作用。

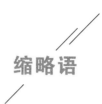

缩略语

1. PACS（Picture Archiving and Communication Systems，影像存档与通信系统）

2. CDR（Clinical Data Repository，临床数据中心）

3. NAT（Network Address Translation，网络地址转换）

4. IETF（Internet Engineering Task Force，Internet 工程任务组）

5. DNS（Domain Name System，域名系统）

6. IDC（Internet Data Center，互联网数据中心）

7. HIS（Hospital Information System，医院信息系统）

8. LIS（Laboratory Information Management System，实验室信息管理系统）

9. EMR（Electronic Medical Record，电子病历）

10. IoT（Internet of Things，物联网）

11. DMZ（Demilitarized Zone，隔离区）

12. MPLS（Multi-Protocol Label Switching，多协议标签交换）

13. AI（Artificial Intelligence，人工智能）

14. CIS（Clinical Information System，临床信息系统）

15. CPU（Central Processing Unit，中央处理器）

16. EDB（Execute Disable Bit，英特尔的防病毒技术）

17. EVP（Ehanced Virus Protection，AMD 的防病毒技术）

18. ACL（Access Control Lists，访问控制列表）

19. CPE（Customer Premise Equipment，客户终端设备）

20. PAT（Port Address Translation，端口地址转换）

21. IP（Internet Protocol，网际互联协议）

22. IDS（Intrusion Detection System，入侵检测系统）

23. IPS（Intrusion Prevention System，入侵防御系统）

24. AR（Augmented Reality，增强现实）